U0285168

武国忠 图说
不上火保健康

武国忠 主编

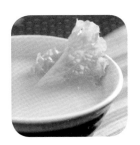 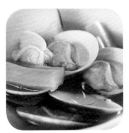 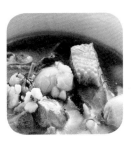 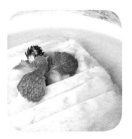

江苏科学技术出版社　凤凰含章

图书在版编目（CIP）数据

武国忠图说不上火保健康 / 武国忠主编. -- 南京：
江苏科学技术出版社, 2014.6
ISBN 978-7-5537-2991-6

Ⅰ.①武… Ⅱ.①武… Ⅲ.泻火 – 基本知识 Ⅳ.
①R243

中国版本图书馆CIP数据核字(2014)第055937号

武国忠图说不上火保健康

主　　　编	武国忠	
责 任 编 辑	樊　明	葛　昀
责 任 监 制	曹叶平	周雅婷

出 版 发 行	凤凰出版传媒股份有限公司 江苏科学技术出版社
出版社地址	南京市湖南路 1 号 A 楼，邮编：210009
出版社网址	http://www.pspress.cn
经　　　销	凤凰出版传媒股份有限公司
印　　　刷	北京旭丰源印刷技术有限公司

开　　　本	718mm × 1000mm　1/16
印　　　张	14.5
字　　　数	210 千字
版　　　次	2014 年 6 月第 1 版
印　　　次	2014 年 8 月第 3 次印刷

标 准 书 号	ISBN 978-7-5537-2991-6
定　　　价	39.8 元

图书如有印装质量问题，可随时向我社出版科调换。

生活不上火，身体不发热
——从此迈入一个清凉的世界

平时总有人和我抱怨，今天听这个说"胃火难受，烧得人除了喝冷饮，什么都不想吃"；明天听那个说"我家小孩儿老爱发热，发热就哭闹，一哭就一夜，隔三差五就打点滴吃药，怎么办是好？"；后天又听到邻居说"我老爸70多了，火气还那么大，一发脾气肝火就上来，目眩头晕，真是让人又生气又心疼"。说到底，这是一个容易让人上火，容易让人发热的时代。

谁不希望自己活在一个清凉的世界里，享受着春花秋月夏风冬雪呢？害怕上火、远离发热已成了我们生活中一个不大不小的夙愿。

上火、发热其实是中医中非常常见的两个病症，会出现口舌干燥、头晕目赤、身热不适、小便短赤、五心烦热、嗓子痛、牙龈红肿等症状。中医认为，这是外感六淫邪气入侵、饮食不当、情志失控、欲火上身、病毒感染等造成体内阴阳失调的结果。所以只要合理饮食，生活规律，让身体尽量保持在一个平衡的状态，无论是实火还是虚火，都是不容易被"沾染"上的。不过话又说回来了，一旦上了火，所涉及的去火的方法，无非就是让身体回归平衡状态的一些技巧罢了。所以要想过上不上火的好生活，还得从情绪调整、饮食规律、习惯良好等方面去努力。

清热去火是门学问，正所谓求医不如求己，学会了，就能更好地关爱家人的健康，甚至帮助周围的人。

愿清凉与欢乐同在，让健康与岁月同往！

武国忠

阅读导航

我们在此特别制作了阅读导航这一单元，对于全书各章节的部分功能、特点等做一大概说明，这必然会大大提高读者阅读本书的效率。

功效标注

最直接简单的方式标注食材重要的功效。

食材解读

用牵线的方式为读者注解食材的别名、性味、归经和最佳食用月份。

趣味解读

介绍食材的人文、历史、药用、地域等趣味知识，还有食材最佳的烹饪、食用方式推荐。

功效解读

分别从清热去火和其他养生功效两方面详细专业地阐述食材药用功效。

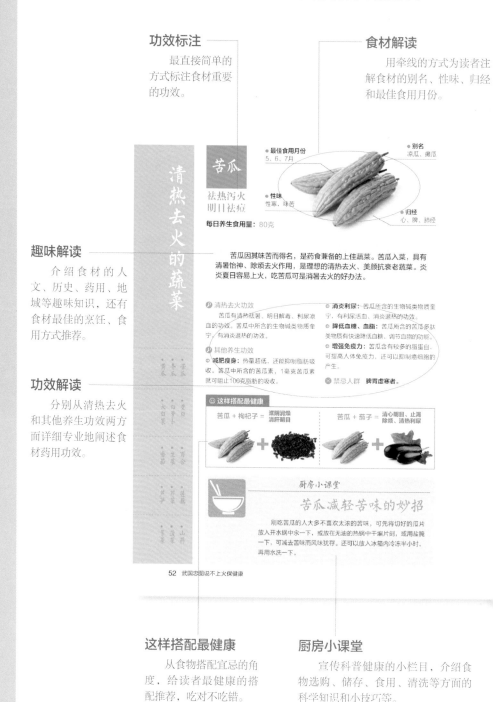

这样搭配最健康

从食物搭配宜忌的角度，给读者最健康的搭配推荐，吃对不吃错。

厨房小课堂

宣传科普健康的小栏目，介绍食物选购、储存、食用、清洗等方面的科学知识和小技巧等。

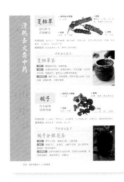
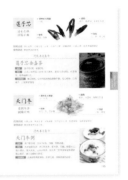

清热去火的美味佳肴

每个食材均配以2个或1个健康的清热去火菜谱，并配有精美的图片，以供读者烹制食用。

清热去火的美味佳肴

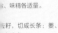

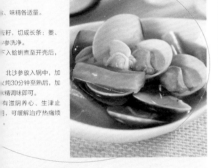

36味常见清热去火中药

本书根据中药特性将常见36种中药分门别类地详细介绍，包括药用功效、使用禁忌和清热去火的良方。

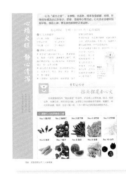
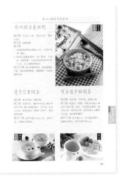

鸡蛋炒苦瓜

主料 苦瓜250克、鸡蛋3个。

配料 植物油、盐、红辣椒、葱姜末各适量。

做法

1. 先将苦瓜对剖，挖去内瓤洗净，切成片，撒上少许盐拌匀略腌。
2. 锅中放清水适量，放一点盐，滴几滴植物油，水开后将苦瓜倒入略余后捞出过凉水滤干备用；鸡蛋打散用油炒熟备用。
3. 炒锅入适量油，油热后放入葱姜末、红辣椒烧锅后，将苦瓜倒入略炒，接着将炒好的鸡蛋放入，加入盐调味即可。

功效速递 苦瓜搭配鸡蛋补充维生素、蛋白质和铁，具有清心润脾、解热除烦的功效。

脏腑清热去火的保健方案

在脏腑清热去火的章节，分别全面地介绍了心、肝、脾、肺、肾、胃六个脏腑器官的清热去火方案，并配以对症食物和食谱。

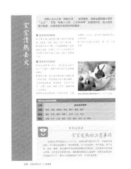
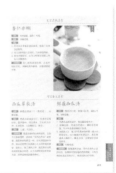

不同人群的清热去火

共介绍了六类容易上火发热人群，针对不同人群，提出了相应的清热去火策略、推荐食材和推荐食谱。

目录 | Contents

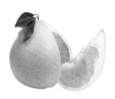

4　阅读导航
12　清热是为了平稳体温，去火是为了调和阴阳
13　检测自己是否属于容易经常"上火"的人
14　寓医于食，上火了吃什么
15　药食同源，发热后怎么吃
16　水是清热去火的最好良药
17　不同体质的清热去火调理方案

解读『发热』与『上火』

第一章

24　认清什么是发热
25　现代医学对发热的划分
26　发热后要及时采取护理措施
27　了解什么是上火
28　现代人容易上火的因素
29　去火要把握尺度不能太过
30　生活中容易上火的食物
31　专家给出预防上火、发热的四点建议

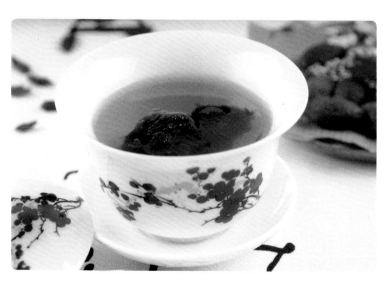

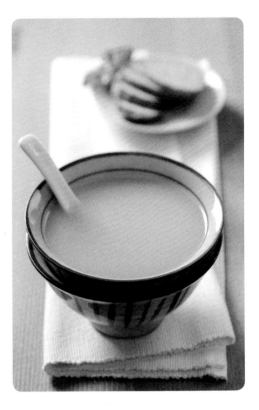

65种特效清热去火食物

第三章

清热去火的蔬菜

52	苦 瓜	祛热泻火	明目祛痘
54	冬 瓜	清热解毒	利水消炎
56	黄 瓜	清热利水	解渴除烦
58	白 菜	解毒除烦	利大小便
60	白萝卜	清热生津	顺气消食
62	大白菜	清热除烦	益胃生津
64	百 合	养阴清热	清心安神
66	生 菜	清肝利胆	清热解毒
68	番 茄	生津止渴	健胃消食
70	莲 藕	祛热泻火	明目祛痘
72	芹 菜	祛热泻火	明目祛痘
74	芦 笋	清热解毒	利尿通便
76	山 药	滋肾益精	清除虚火
78	菠 菜	润燥清热	滋阴平肝
80	荠 菜	清热利水	平肝和脾
82	荸 荠	清热泻火	凉血解毒
84	茼 蒿	清热利尿	化痰止咳
86	空心菜	清热消炎	利尿通便
88	莴 笋	清肝清热	利尿活血
89	竹 笋	清热除烦	化痰下气
90	茄 子	清热止血	消肿止痛
91	银 耳	润肺补肾	生津止咳
92	苦 菊	清热解暑	抗菌消炎

16种常见上火发热症状

第二章

34	牙龈肿痛
35	口腔溃疡
36	口 臭
37	口干口苦
38	积 食
39	食欲不振
40	咽喉肿痛
41	眼睛干涩
42	肺热咳嗽
43	耳聋耳鸣
44	小便赤黄
45	便 秘
46	心烦失眠
47	发 热
48	咳 嗽
49	感 冒

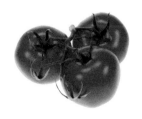

93	丝瓜	清热解毒	通经活血
94	苋菜	清利湿热	清肝解毒
95	卷心菜	清热生津	去烦止渴
96	油麦菜	清燥润肺	化痰止咳
97	马齿苋	清热利湿	解毒消炎
98	慈姑	清热止血	解毒消肿
99	莼菜	清热利水	消肿解毒

清热去火的水果

100	西瓜	清热解暑	除烦止渴
102	梨	生津止渴	祛热消暑
104	枇杷	润肺止咳	清热解毒
106	柚子	理气化痰	润肺清肠
108	香蕉	养阴润燥	润肠通便
110	猕猴桃	清热降火	润燥通便
112	草莓	清热解暑	生津止渴
114	柠檬	化痰止咳	生津健胃
116	葡萄	滋阴补血	通利小便
117	柿子	清热去燥	润肺化痰
118	山竹	清凉解热	减肥润肤
119	香瓜	清热消暑	止渴利尿
120	草果	生津润肺	开胃醒酒
121	火龙果	清热润肠	排毒养颜
122	李子	清热生津	泻肝涤热
123	石榴	生津止渴	收敛固涩

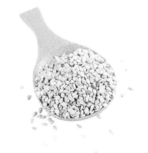

清热去火的谷豆

124	荞麦	生津止渴	开胃宽肠
126	薏米	清除肺热	强健脾胃
128	绿豆	清热解毒	消暑利尿
130	红豆	清热解毒	利尿消肿

清热去火的肉类

| 132 | 鸭肉 | 滋阴养胃 | 清肺补血 |
| 134 | 兔肉 | 滋阴凉血 | 生津止渴 |

清热去火的水产品

136	海带	清热止渴	祛脂降压
137	紫菜	清热利水	化痰软坚
138	海参	滋阴利水	通肠润燥
140	螃蟹	清热解毒	活血祛痰
141	牡蛎	清热益阴	敛阴潜阳
142	田螺	清热止渴	利尿通淋

清热去火的其他食品

143	白果	敛气止咳	止泻解毒
144	蜂蜜	补中润燥	润肠通便
145	豆腐	清热润燥	生津止渴
146	甘蔗	清热解毒	滋阴润燥
147	红薯	生津止渴	宽肠通便
148	豆浆	补虚润燥	清肺化痰
149	牛奶	生津止渴	清热通便

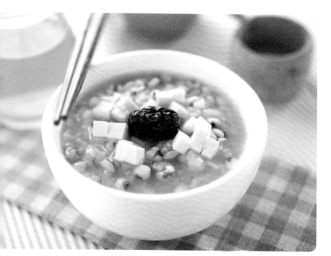

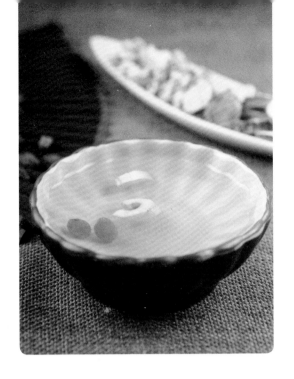

第四章

36味常见清热去火中药

发散风热类中药

160	菊花	平肝明目	散风清热
160	薄荷	疏风散热	疏肝行气
161	桑叶	疏散风热	清肺润燥
161	柴胡	透表泄热	疏肝解郁

清热祛暑类中药

162	藿香	祛暑解表	理气和胃
162	青蒿	清热解暑	凉血除蒸
163	荷叶	清热解暑	升发清阳
163	佩兰	解热清暑	化湿健胃

清热化痰类中药

164	川贝母	滋阴润肺	化痰止咳
164	罗汉果	清热润肺	滑肠通便
165	桑白皮	泻肺平喘	利水消肿
165	竹沥	清热化痰	解热除烦

清热明目类中药

166	枸杞子	补肾益精	养肝明目
166	决明子	清肝明目	润肠通便
167	女贞子	滋补肝肾	明目乌发
167	石斛	平肝潜阳	清热明目

清热凉血类中药

168	白茅根	凉血止血	清热解毒
168	槐花	凉血止血	清肝泻火
169	生地黄	清热凉血	养阴生津
169	玉竹	滋阴润肺	生津养胃

清热解毒类中药

152	金银花	宣散风热	清解血毒
152	板蓝根	利咽清喉	凉血解毒
153	蒲公英	清热解毒	消痈散结
153	冬凌草	清热健胃	清咽利喉

清热去火类中药

154	夏枯草	清泻肝火	清热解毒
154	栀子	泻火除烦	清热利湿
155	莲子芯	清心去热	涩精止血
155	天门冬	养阴生津	润肺止咳
156	胖大海	清宣肺气	利咽止咳
156	麦冬	清心除烦	养阴润肺
157	杏仁	止咳平喘	润肠通便
157	芦根	清热生津	除烦止渴

清热燥湿类中药

158	黄芩	清热燥湿	除湿解毒
158	黄连	清热泻火	解毒润燥
159	车前子	清热利尿	明目祛痰
159	苦参	清热燥湿	祛风杀虫

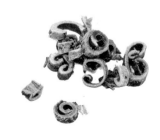

第五章 自然的清热去火疗法

172　八种清热去火有效按摩法
174　手、足、背部的刮痧清热去火法
176　调理情志，不让脏腑之火蔓延成灾
178　运动可祛除体内『热』、『火』
179　修炼瑜伽能使心灵平静
180　中药沐浴从体外清热去火

第六章 脏腑清热去火的保健方案

184　心烦火旺　静心清泻
185　荷叶绿豆薏米粥
185　莲子芯香附茶
185　百合莲子桂圆茶

186　肝火炽烈　平肝潜阳
187　田七郁金炖乌鸡
187　玉米须决明子菊花茶
187　双花清凉茶

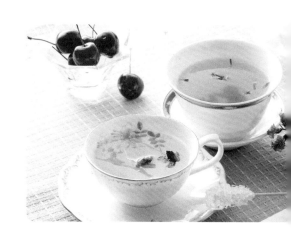

188　肺热上火　宣肺散热
189　银耳百合羹
189　麦冬竹茹茶
189　银翘散茶

190　肾火过旺　补肾滋阴
191　锁阳羊肉汤
191　威灵仙牛膝茶
191　淫羊藿茶

192　脾火过盛　除湿祛热
193　豆豉鲫鱼汤
193　麦芽山楂茶
193　茯苓枣仁茶

194　胃热上火　滋阴清热
195　南瓜薏米粥
195　玫瑰茉莉茶
195　桑菊饮

第七章 四季清热去火的生活指南

198　春季预防上火
199　佛手瓜白芍瘦肉汤
199　蜂蜜淡竹叶茶

200　夏季抵抗暑热
201　冬瓜薏米鸭
201　橘皮荷叶山楂饮

202　秋季当心秋燥
203　猪肚银耳花旗参汤
203　莲藕百合茶

204　冬季最怕上火
205　桂圆山药红枣汤
205　麦冬沙参茶

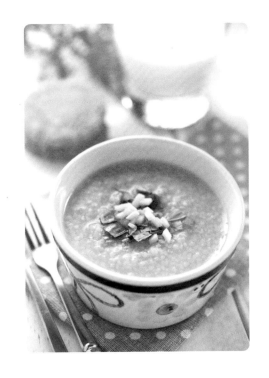

不同人群的清热去火

第八章

208　宝宝清热去火
209　杏仁米糊
209　西瓜翠衣汤
209　鲜藕西瓜汤

210　青少年清热去火
211　薄荷鲜果茶
211　冬瓜豆腐汤

212　女人清热去火
213　西芹炒百合
213　玫瑰黄瓜燕麦豆浆

214　老年人清热去火
215　绿豆玉米粥
215　杏仁菜胆猪肺汤

216　上班族清热去火
217　芝麻胡萝卜酸奶汁
217　杏仁萝卜肉汤

218　熬夜族清热去火
219　柚子萝卜蜜
219　菊花桔梗雪梨汤

附录

220　适合全家饮用的 10 款清热去火凉茶
223　6 款清热去火、促进睡眠药枕
225　清热去火蔬果一览表
227　清热去火食谱速查表

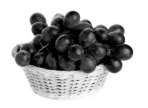

人的健康就像一架精密的天平，不能向左或向右偏斜，一旦发生偏斜，不是亚健康就是疾病。平衡是宇宙自然界万物存在所不能脱离的法则，人的健康处处需要平衡，饮食需要平衡，体温需要平衡，体内阴阳也需要平衡，出现平衡失调，身体就会不舒服。

◎ 清热是防治发热，来平稳体温

人需要整洁、健康、清凉的生活，然而二氧化碳排放逐年增加，温室效应让全球气温普遍升高，且臭氧层被破坏，阳光更加强烈，人体外环境变热，而燥热邪气、伤风感冒、病毒感染等容易引身体内环境发热，最后就是生活的"热"度越来越高涨。人是恒温动物，腋下体温36.5℃，口腔温度为37℃。温度对我们的生老病死有着至关重要的影响，体温过低过高都要生病，甚至威胁生命。出现发热就要清热，清热就是防发热，去除邪热、虚热，平稳体温。

◎ 去火是抵制上火，来平阴阳

说到上火就更可怕，中医认为"百病皆由火生"，胃火、肝火、肺火、心火等，哪把火烧起来都不好受。出现口干舌燥、五心烦热、咽喉肿痛、便秘等很是恼人。在中医里面，火是我们体内不可或缺的阳气，没有火就如天空失去了太阳，而火大伤身，会损耗生机，去火就是消除体内的各种虚火和实火，平衡火气也就平衡了阴阳。去火的方法很多，从饮食、心理、运动方式皆可去火。

清热去火早已是一种公众话题，成为现代人健康理论中不可或缺的内容。说到清热去火也并非吃点中药，（如清火片、上清丸、双黄连口服液、牛黄清胃丸等）就能彻底解决的，而是一门学问，需要从饮食、中药、运动、生活、体质、心理等全方位进行调理。

为了防止发热、上火，平时更应多从生活细节、饮食中调理，不要出现发热上火的状况就依靠药物，这样不利于健康和养生。生活要有规律，保持良好的心情。

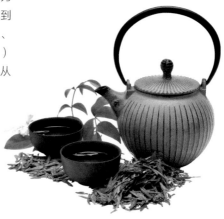

饮一杯清茶，眼前便是一片清凉世界

自我小测试

在符合自己的症状或拥有的习惯前选择是或者否

1. 容易口渴，但不爱饮水，每天饮水少于1800毫升。　　　□是　□否

2. 喜欢吃麻辣食物、油炸食物、肉类食物，吃水果蔬菜较少。　□是　□否

3. 口唇干燥甚至干裂，口角时有发炎。　　　　　　　　　□是　□否

4. 有口臭，频繁刷牙也无法清除。　　　　　　　　　　　□是　□否

5. 口干口苦，嗓子容易肿痛。　　　　　　　　　　　　　□是　□否

6. 舌苔少而发黄，牙龈肿痛，牙龈容易出血。　　　　　　□是　□否

7. 容易感冒、咳嗽发热，免疫力较差。　　　　　　　　　□是　□否

8. 胃口不好，不愿意吃饭，只对汤类、冷饮感兴趣。　　　□是　□否

9. 小便有灼热感，发黄。　　　　　　　　　　　　　　　□是　□否

10. 大便干燥，几乎每间隔一段时间都会发生便秘。　　　□是　□否

11. 容易心烦，脾气大，急躁易怒，遇到意外就会失控。　□是　□否

12. 身体瘦弱，夜里容易盗汗。　　　　　　　　　　　　□是　□否

13. 经常耳鸣，总感觉腰酸背痛，脱发严重，白天昏昏欲睡。□是　□否

14. 有时熬夜失眠，不熬夜睡眠也不好。　　　　　　　　□是　□否

15. 面目红赤，眼睛发干，晨起眼屎较多。　　　　　　　□是　□否

16. 手心、足心比别人热，咳嗽时有黄痰。　　　　　　　□是　□否

17. 心脏很健康，但有时会阵发性心跳频率加快。　　　　□是　□否

18. 过了青春期，还总是长青春痘。　　　　　　　　　　□是　□否

以上18项，如果有1~4选择是，说明你还不算容易上火的人；如果有5~10选择是，说明你是一个容易上火的人；如果超过10项，那你就属于一个经常会上火的人了，要格外注意，尽早进行调理医治。

检测自己是否属于容易经常『上火』的人

《本草纲目》中说"饮食者，人之命脉也"，饮食是人生头等大事，食物也是最好的药，寓医于食，只要会吃就不怕上火。每天看似简单的一日三餐里面蕴含了许多的养生健康知识，吃对了就可以防治疾病。不小心上火了，吃什么？除了多饮水，还可以选择以下食物。

芳香的草本

推荐 菊花、金银花、薄荷、灯芯草、草莓、柠檬、荷叶。

功效 这些散发芳香的花草、水果，富含矿物质，特别是钙、镁的含量高，有宁神、降火的功效。

功效解读
薄荷茶能有效抑制体内的火气，还可宁神安气，缓解疲劳。

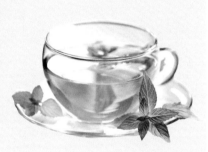

清淡去火粥

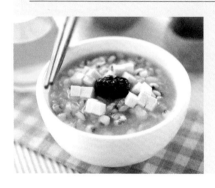

推荐 荷叶粥、豆腐薏米粥、绿豆草莓粥、西瓜冰粥、雪梨荸荠粥、白萝卜山药粥、菠菜粥。

功效 用新鲜蔬果煮粥或者做冰粥，具有很好的消暑降温、去火安神的作用。

功效解读
豆腐薏米粥可口诱人，还可清热祛火。

苦味的美食

推荐 凉拌苦菊、清炒芹菜苦瓜、凉拌苦瓜、莲子芯茶、清炒苦麦菜。

功效 苦味食物都含有消暑清热、促进血液循环作用的生物碱，是上火的克星，能有效对付体内和脏腑的火气。

功效解读
凉拌苦瓜是清热解暑、去火养心的佳肴。

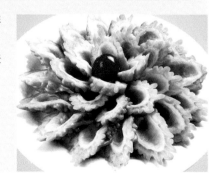

人生病发热后，除了吃药，调整心理，不要有伤感的情绪，除了进行物理降温外，在饮食调理上，要多饮水，多吃水果蔬菜，补充水分和维生素，尤其是具有清热解毒疗效的食物。

🔍 发热后的饮食调理

➡ 发热后的饮食调理非常重要，饮食以清淡为主，要多喝水，补充无机盐、蛋白质、热量和维生素，但要少吃油腻、辛辣、肉类、刺激性的食物。发热后宜吃流食或者半流食，喝些粥、米糊、藕粉、果蔬汁、蔬菜汤，如吃些白水稀饭、番茄面、菠菜粥、莲子绿豆粥、猕猴桃西瓜汁、芹菜胡萝卜汁等。要到病情恢复的后期，才可适当多补充瘦肉、鱼、豆腐等高蛋白食物。

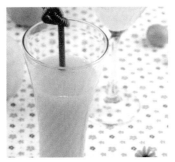

圣女果莲藕橘子汁具有润肺消痰、清热止渴的功效，适合发热患者饮用。

😊 发热期间的退烧食物推荐

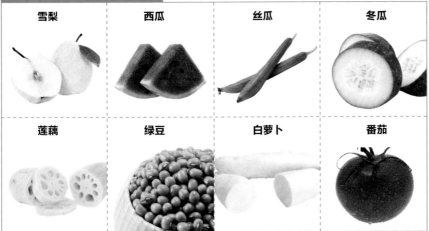

| 雪梨 | 西瓜 | 丝瓜 | 冬瓜 |
| 莲藕 | 绿豆 | 白萝卜 | 番茄 |

😞 发热后禁止吃的食物

☒ **鸡蛋：**鸡蛋营养丰富，但鸡蛋内的蛋白质分解后会产生大量热量，使机体热量增高，会延长发热时间，增加痛苦。

☒ **冷饮：**冷饮会导致胃肠道功能下降，多喝冷饮会加重病情，甚至使病情恶化。

☒ **辛辣食物：**发热时体内新陈代谢旺盛，在此情况下乱吃姜、八角、花椒、辣椒之类的温热辛辣食品，会以热助热，加重病情，有碍于退热。

☒ **浓茶：**喝浓茶会使大脑保持兴奋的状态，脉搏加快，血压升高，进而使患者体温升高、烦躁不安。另外，茶叶水会影响药物的分解、吸收，降低药物的疗效。

☒ **蜂蜜：**发热期间不宜滋补。蜂蜜、蜂王浆都是益气补中的补品，会使患者内热得不到及时的清理、消除，甚至会引发其他病症。

宜用的补水方式

忌用的补水方式

水是生命之源，地球上没有水就没有生命，人类每天的生活都离不开水。水以其无色无形孕育世间万千有色有形的生命，水是神奇的，其实水还是清热去火的良药，无论发热上火，都要坚持多饮水。中医学还认为，水有"助阳气、通经络"的功效，为百药之王。

🔍 水的健康功效

☑ 溶解、润滑关节
☑ 排泄废物　　☑ 滋润皮肤
☑ 散热、保温，平衡体温
☑ 消除疲劳　　☑ 运输营养
☑ 清除体内的自由基
☑ 调节人体酸碱平衡

🔍 每日饮水不少于2250毫升

水是人类机体赖以维持最基本生命活动的物质，人缺水5%会影响健康，缺水15%就会危及生命，几天不喝水人就会死亡，为了防治上火发热，每天至少饮用9杯水，约2250毫升。如下表：

时间	饮水量	杯数
6：30　晨起	250毫升	🥛
8：30~12:00上午	500毫升	🥛🥛
12:30　午休	250毫升	🥛
13:00~17：30 下午	750毫升	🥛🥛🥛
18:00 晚饭前	250毫升	🥛
21:30~22:00 睡前	250毫升	🥛

清热去火宜用的补水方式

新鲜的白开水、矿泉水、纯净水、绿茶、蜂蜜水、水果汁、蔬菜汁、淡盐水、花草茶等。

清热去火忌用的补水方式

重复烧开的水、自来水、汽水、咖啡、可乐、浓牛奶、白糖水、红糖水、过甜的饮料等。

饮水的其他事项

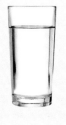

运动出汗后、酷热天气、感冒后都要格外多饮水，喝水切忌渴了再喝，要按时间喝水，或者根据自己尿液的颜色来判断是否需要喝水。一般人的尿液为淡黄色，如果颜色太浅，则可能是水喝得过多，如果颜色偏深，则表示需要多补充一些水了。

另：每天饮水2250毫升是一般人的每日所需，但如果是寒性体质或处于患病期间，则不能太教条化，需要根据实际情况增加或减少饮水量。

中医将人的体质分为九种，除一种平和体质外，其他八种皆为偏颇体质，偏颇体质要以体质调养与清热去火兼顾为出发点。

专家这样讲

实火宜泻之，虚火宜补之

中医认为，火有内外之分，而内火又分为虚火和实火。虚火一般多源于精亏血少，出现阴虚阳亢，虚火上炎，常见于肾阴虚或者肝阴虚；实火主要都是由于阳气有余，阴气不足，肠胃、心、肝上火一般都为实火。

中医进补原则中有一句古话叫作"虚则补之，实则泻之"，意思很简单，如果是虚证就要补，如果是实证就要泻。对于上火也一样，如老年人年老体弱，容易因为肾虚引起阴虚上火，就要补肾；而对于年轻人，身体壮，阳气过旺，出现的咽喉干肿、容易口舌生疮、大便干结的实火，就要选择泻火。

总之，对于上火要辨证施治，实火宜泻之，虚火宜补之。

平和体质　重在维护

【表现】
面色红润、皮肤有弹性、头发稠密有光泽，目光有神，味觉、嗅觉均正常，精力充沛，耐受寒热，睡眠良好。

【调养指导】
平和体质是九种体质中唯一的健康体质，平时重在维护，饮食上注意节制，粗细粮食合理搭配。

灯芯草茶

材料　灯芯草8克，麦门冬6克，甘草3克，蜂蜜少许。

做法

1. 将以上三味药材一起制为粗末；

2. 加入适量清水煎沸20分钟后，倒入茶碗，调入蜂蜜搅拌均匀即可代茶温饮。

功效　此茶中的麦门冬有养阴生津、清心除烦的功效；甘草有益气补中、清热解毒的功效；灯芯草清心润肺，并能通利小便，有很好的清热降火的作用。

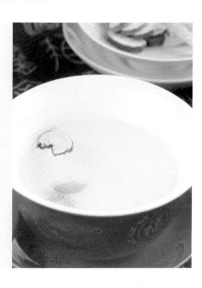

气虚体质　　益气健脾

【表现】

易气喘吁吁，言语少，声音低，易出虚汗，经常感到乏力，面色萎黄。

【调养指导】

补充益气健脾的食物，如红枣、鸡蛋、牛肉、黑豆等，少食具有耗气作用的食物，平时注意保暖。

红小豆红枣豆浆

材料　红小豆60克，红枣20克，枸杞子适量。

做法

1. 将红小豆用清水浸泡6小时，泡至发软后，捞出洗净；红枣去核，切碎。
2. 把两种食材一同放入豆浆机中，加适量清水，启动豆浆机，待豆浆制作完成后，撒入枸杞子即可。

功效　红枣富含维生素和铁元素，是补血佳品；红小豆有清热解毒、利尿消肿、健脾益胃、通气除烦等功效。

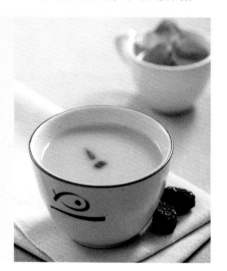

阳虚体质　　散寒温热

【表现】

阳气不足，手脚发凉，喜欢热食，不耐受寒冷，大便稀溏，精神不振，嗜睡。

【调养指导】

注意保暖，多吃有甘温益气的食物，如牛羊狗肉、葱、姜、蒜、韭菜等，少食生冷寒凉食物。

韭菜炒猪皮

材料　韭菜300克，猪皮100克，红青椒、姜、葱、盐、植物油各适量。

做法

1. 把韭菜洗净，切长段；猪皮洗净，煮熟，切丝；红青椒切丝，姜切丝，葱切段。
2. 把锅置武火上烧热，加入油，下入姜、葱丝爆香，立即下入猪皮红青椒、韭菜，加盐，炒断生即成。

功效　韭菜具有很好的补肾壮阳散寒作用，猪皮富含蛋白质，营养丰富。此菜可防治肾虚上火。

阴虚体质　　滋阴补虚

【表现】

皮肤干燥，五心烦热，口干咽燥、眼睛干涩，面颊潮红或偏红，便秘，尿黄短少。

【调养指导】

宜食有滋阴清热、生津润燥功效的食物，多吃鸭肉、甘蔗、百合、雪梨等，保证睡眠充足。

沙参百合红枣汤

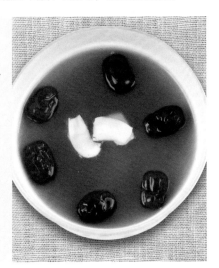

材料　沙参10克、新鲜百合100克、红枣5颗、冰糖适量。

做法

1. 新鲜百合剥瓣，削去瓣边，洗净；沙参、红枣分别洗净，红枣泡发1小时。
2. 将备好的沙参、红枣盛入煮锅，加适量水，煮约25分钟，直至红枣裂开，汤汁变稠。加入剥瓣的百合续煮5分钟，加糖调味即可。

功效　百合有润肺止咳、清心安神、补中益气、清热利尿的作用，红枣是补血滋阴的佳品。

- -

湿热体质　　除湿祛热

【表现】

面部油光发亮，常感到口干、口苦、口臭，心烦困倦、眼睛红赤，常大便黏滞。

【调养指导】

饮食清淡，适当吃甘寒、苦寒的食物，避免居住在低洼潮湿的地方，保证充足而有规律的睡眠。

薏米红豆茯苓粥

材料　红豆30克，薏米30克，大米50克，茯苓45克。

做法

1. 红豆、薏米、大米、茯苓分别淘洗干净。
2. 锅中倒入适量水烧沸，放入红豆、薏米、大米，大火煮沸，放入茯苓，转小火煮至粥熟即可。

功效　薏米性味甘淡微寒。有利水消肿、健脾去湿、舒筋除痹、清热排脓等功效，它的一大特点是药性缓和，具有微寒而不伤胃，益脾而不滋腻的特点，为常用的利水渗湿药。黄豆也有明显的利水、消肿、健脾胃之功效，同样具有利水而不伤阴的特点，再加上茯苓这个利水作用很强的"上品仙药"，对去除体内湿热非常有用。

痰湿体质　　除湿化痰

【表现】

面部皮肤油脂多，汗多黏腻，肢体沉重，身体困倦，胸闷，面色淡黄而暗、舌苔偏厚腻。

【调养指导】

饮食清淡，适宜吃具有健脾、化痰、除湿功效的食物，少吃肥肉及甜、油腻的食物，多进行户外活动。

白术茯苓田鸡汤

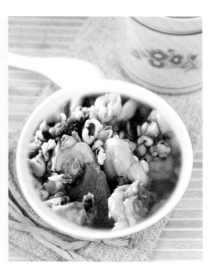

材料　白术、茯苓各15克，白扁豆30克，芡实20克，川贝6克，田鸡3只，陈皮6克，盐适量。

做法

1. 白术、茯苓洗净入砂锅，加水，文火煲30分钟，去渣取药汁。
2. 田鸡宰洗净，去皮斩块；芡实、白扁豆洗净，川贝、陈皮洗净入砂锅，大火煮开转小火炖20分钟，下田鸡续炖。
3. 加盐与药汁，煲至熟烂即可。

功效　此汤具有健脾益气，利水消肿的功效。

气郁体质　　行气解郁

【表现】

性格忧郁脆弱，内向不稳定，敏感多疑，面貌平素忧郁，神情多烦闷不乐。

【调养指导】

多吃有消食行气、解郁醒神功效的食物，如香蕉、海带、山楂等，可坚持散步、健身操等运动。

山楂糙米豆浆

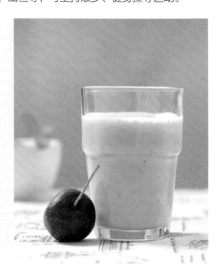

材料　山楂30克、糙米50克、黄豆60克、陈皮6克。

做法

　　提前8小时将黄豆浸泡好；将糙米、山楂、陈皮洗净，放在水里浸泡2小时。一起放入豆浆机内。选择相关功能键，开机搅拌，煮熟后根据自己的口味加糖即可。

功效　山楂能化淤散结，消食健胃，行气散淤。糙米可以加速肠道蠕动，清肠排便。陈皮理气健脾，可帮助气郁体质者疏理肝气，可以缓解和消除烦闷不舒等相关病症。

血淤体质　　活血散结

【表现】

面色晦暗，皮肤偏暗或色素沉着，易出现淤斑，口唇紫暗，舌质暗紫，有淤点。

【调养指导】

多吃具有活血、行气、疏肝解郁作用的食物，如洋葱、红葡萄酒、绿茶等，保持足够的睡眠。

丹参陈皮饮

材料　丹参10克、红花3克、陈皮5克。

做法

1. 丹参、陈皮洗净备用。
2. 先将丹参、陈皮放入锅中，加水适量，大火煮开，转小火煮5分钟即可关火，再加入红花，加盖焖5分钟，倒入杯内，代茶饮用。

功效　此饮有活血化淤，疏肝解郁的功效，可以改善血淤体质。

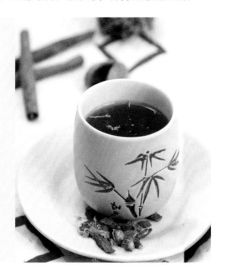

- -

特禀体质　　防治过敏

【表现】

适应能力差，遗传性疾病有垂直遗传、先天性、家族性特征，容易过敏。

【调养指导】

饮食宜清淡、均衡，避免食用过敏食物、辛辣食物、腥膻发物及含致敏物质的食物。

山药糯米粥

材料　山药15克、糯米50克、红糖适量、胡椒末少许。

做法

1. 山药去皮，洗净，切片。
2. 先将糯米洗净略炒，与山药共煮粥。粥将熟时，加胡椒末、红糖，再稍煮即可。

功效　此品具有健脾暖胃、温中益气的功效，特禀体质者可常食。

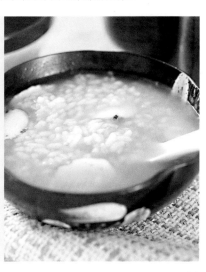

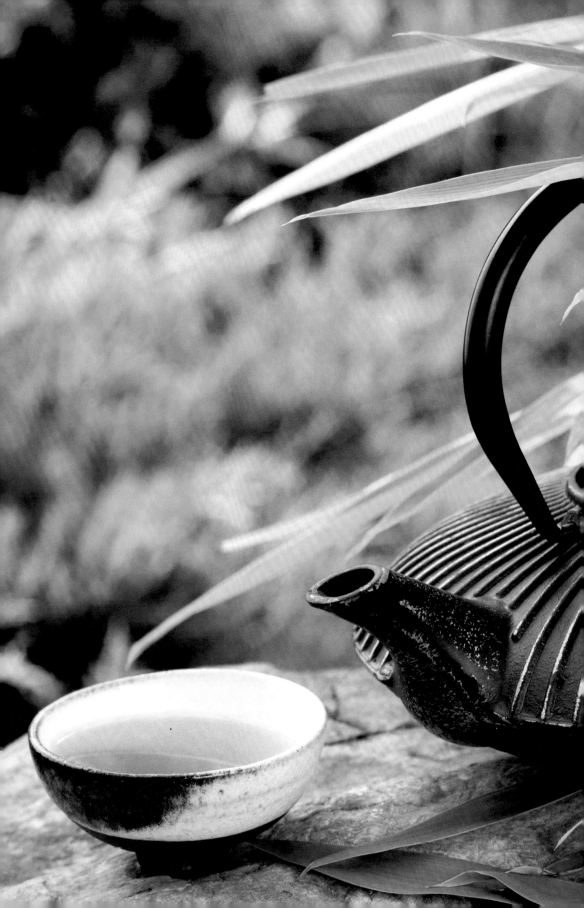

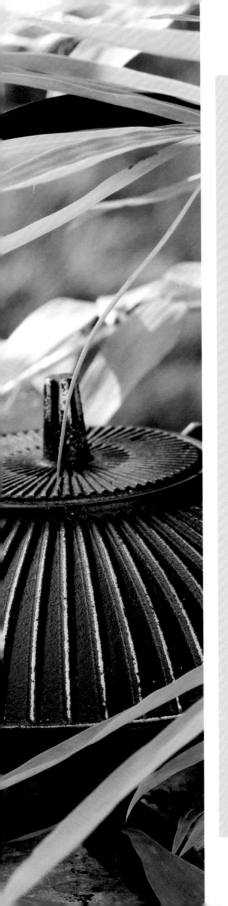

第一章

解读「发热」与「上火」

全面洞悉病症，方可手到病除

发热、上火是两个我们非常熟悉的中医病症，看似不大不小的毛病，一旦上身，就会给我们带来无尽的烦恼，影响工作、生活和睡眠。发热会破坏体温恒定，体温升高不利于免疫系统正常工作，如果是病毒感染引起的发热更是麻烦。上火是由于体内的阳气胜过阴气，因此会破坏体内的脏腑及其他器官的阴阳平衡。了解发热、上火，可让我们做好预防准备。

夏天酷热，人们易得热伤风发热；冬天寒冷，人们易得冷伤风发热，感冒、病毒感染、手术后或者一些药物的副作用也会引起发热。

发热是指致热原的作用使体温调定点上移而引起的调节性体温升高超过0.5℃。

⊙ 发热病因分类

发热病按病因分类大致分为感染性发热和非感染性发热。

感染性发热分类及常见病	
细菌感染	肺炎、伤寒、痢疾、创伤感染、结核病等
病毒感染	麻疹、流行性感冒、非典型肺炎等
寄生虫感染	肺吸虫病、肝吸虫病、肠道蛔虫等
其他微生物感染	泌尿道感染、衣原体或支原体感染呼吸道等

非感染性发热	
生理性发热	女性排卵期
内源性病理发热	淋巴肿瘤、风湿性关节炎
外源性病理发热	中暑、高温作业、烧伤、烫伤

○ 中医对热证的认识

热证是指机体感染受热邪或者阴虚阳亢，导致脏腑功能亢进的多种病候。中医对热证认识源远流长，从东汉张仲景著《伤寒论》，到清代形成了温病学说。温病是多种热病的总称，包括暑瘟、温疟、春温、风温、伏温等。中医将其分为：

● **表热证：** 指机体受风寒阳邪所致的证候，如发热、咽痛、头痛、口渴、咳嗽痰黄、鼻塞黄涕等。

● **里热证：** 指邪热炽盛的里证。多因病邪内传或脏腑积热所致，常见身热汗多、心烦口苦、小便短赤刺痛、舌红苔黄等。

● **虚热证：** 指体内阴液亏虚所致的一种证候，常见形体消瘦、两颧红赤、潮热盗汗、五心烦热、咽干口燥、舌红少苔等。

● **实热证：** 指阳热之邪侵袭人体，由表入里所致的热证，常见壮热喜凉、饮冷、面红目赤、烦躁、大便秘结、小便短赤、舌红苔黄而干等。

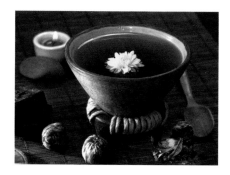

人体发热千变万化，但万变不离其宗，现代医学对热病的认识更加科学详细，一般主要从不同的热度、不同的热程、温度曲线划分。

热度高低

低热	37.4~38℃	常见慢性病患者、病情较轻或功能性发热
中热	38.1~39℃	大部分疾病发热都在此范围
高热	39.1~41℃	多见于感染性疾病的严重期
超高热	41℃以上	可见于中暑、中枢性高热、乙型脑炎等

热程长短

热程是指发热时间的长短，可分为三种：

短程热	热程小于1个月	常见于感冒、流行性腮腺炎、麻疹、支原体感染等
中程热	在1~3个月之间	多见于结核病、风湿病、红斑狼疮等
长程热	热程超过3个月	肝结核、肾结核、甲状腺功能亢进等

温度曲线

大多认为热型与病变性质有关。按温度曲线一般可分为弛张热、稽留热、间歇热、双峰热、消耗热、波状热、不规则热等热型。

出现以下发热情况要及时就医

- ☑ 卧床不起持续发热
- ☑ 发热伴有呼吸困难
- ☑ 婴幼儿、老人高温发热
- ☑ 发热并有鼻出血
- ☑ 发热出现惊厥或者神志不清
- ☑ 患者发热并面色呈青灰色或者土黄色

专家这样讲

使用温度计的注意事项

使用前要先将温度计度数甩到35℃以下，口腔测量要至少量3~5分钟，测量腋下温度，水银端和腋下的皮肤紧密接触并夹紧，以免脱位或掉落，测量后取出。读数时要平视。另外，如果是水银温度计，使用时要轻拿轻放，以免摔碎。

发热是小病但不是小事，高温发热时会非常危险，一旦发热及时就医不要盲目退热。

人体每天不断地发生新陈代谢，释放大量热能，一半左右的热能用来维持体温，散发体外。如果由于感染性发热、内源性或外源性发热而引起体温超过正常值：口腔温度在37.3℃以上，腋下温度在37.5℃以上即称为发热，也就是发热。

⊙ 发热的症状

面色潮红，皮肤烫手，汗多，呼吸和脉搏增快。

⊙ 发热的危害

如果体温超过41℃，持续时间长会影响人体各组织系统及器官发生功能障碍，特别是对脑、肾、肝等重要脏器造成损害，所以应及时采取必要的降温措施，改善机体功能。小孩持续发热容易引起高热惊厥，严重时会对大脑有损伤。

⊙ 发热后的护理方法

物理降温	
毛巾冷敷	冷水毛巾或冰袋冷敷头额部、枕部以保护脑组织
酒精擦拭	用40%±10%的酒精擦拭患者颈、腋窝、胸背及腹股沟等处

药物降温	
成人发热	口服布洛芬、阿司匹林或复方阿司匹林
小儿发热	最好服用对乙酰氨基酚（百服宁、泰诺林等）、布洛芬（美林等）。送医院找出病因，及时进行针对性治疗

♡ 严重发热的现场急救

⊙ 让高温患者平卧，头侧向一边，以防舌后坠和口腔分泌物反流而堵塞气管。

⊙ 在上下牙齿间可填垫毛巾，防止咬破舌头。

⊙ 进行头部物理降温，用冷水洗过的毛巾或者冰袋冷敷，但不宜长时间使用。

⊙ 用手指掐人中、合谷止痉。

⊙ 注意安抚患者情绪，及时送医院救治，以免耽误病情。

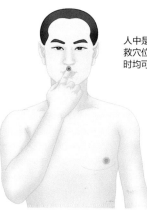

人中是人体重要的急救穴位，中暑、昏迷时均可选择。

"火"在中医里就是我们所说的阳气、元阳，是人类赖以生存的生机，保证身体各种功能的正常运转。阴阳发生异常，阳气过剩而阴气不足就会上火，上火就会损耗元气，正常的生理之火就会变成"病理之火"。

⊕ 上火是体内阴阳失调的结果

中医所说的"火"有两种意义，一种是指维持生理机能的正常之火，即身体元阳，是平衡阴阳的重要因素，此火不能缺少也不能过剩；还有一种是"五行"的概念，金、木、土、水、火。中医术语中，上火是因为人体阴阳失衡，内火旺盛。上火属于人体阴阳失衡后出现的内热证，在不同的脏腑器官就有不同的症状表现，如心火过剩就会心悸失眠、心烦；胃火大就有胃疼、大便干、口臭等症状；肺火旺可以有咯血、咳嗽、黄痰等症状。

⊕ 上火分为实火和虚火

	实火	虚火
含义	体内阴阳动态平衡中，由于邪气的干扰导致，阳气过剩出现阳盛而引发的上火	体内阴阳动态平衡中，阴气受内外邪气干扰而致太过虚弱，出现阴虚阳亢，最终导致虚火犯身
典型症状	喜欢喝冷饮、四肢发热、性情躁动、烦渴、尿黄便结	盗汗、潮热、口干舌燥、五心烦热、身体羸弱
观察舌象	舌色较红，舌苔发黄、舌比较干	舌色红，舌苔较少，舌很干
易患人群	热性体质，年轻体力壮者	身体虚弱、经常熬夜、生活压力大、整日操劳者

🔎 上火的六个基本症状

是否上火了，看看有没有以下症状，有就需要及时采取防治措施

☑ **热**：身热不适，有烘热感

☑ **红**：面红目赤是上火最明显的症状

☑ **干**：口干、舌干、目干、大便干

☑ **肿**：红肿、牙龈肿痛等

☑ **痛**：一般都是口腔咽喉疼痛，如嗓子痛、牙痛

☑ **烦**：心火、肝火旺时容易心烦、易怒、失眠

如今的生活更加富裕充足，然而如果背离了自然规律，生活习惯不好，如通宵熬夜，大快朵颐，最终导致亚健康人群增多，患头疼脑热、发热上火这种小病也就成了家常便饭。

上火的原因很多，自然界的风、寒、暑、湿、燥、火等自然界邪气的侵扰，自身情绪波动、饮食不节、压力过大等都会导致上火。以下深入探讨现代人易上火的原因，从中防患于未然。

☉ 作息不规律惹出的"火"

有人为了工作加班而熬夜，有人为了娱乐而通宵达旦，作息时间不规律，夜晚休息不够、过度劳累、过度刺激等都会导致上火。平时要保证良好的作息规律，按时睡觉，按时早起。

☉ 甘肥辛辣吃出来的"火"

为了满足食欲，越来越注重味觉的刺激，吃香的、喝辣的，甘肥辛辣的食物比例增大，牛羊猪肉、火锅、烧烤、麻辣类美食等都是很受欢迎的，常食用这些后体内容易积热，不容易散发，最终会导致上火。酗酒抽烟、欲望过盛也会引起上火。

☉ 自然暑热干燥带来的"火"

四季更替、阴阳消长是大自然的规律，春温、夏热、秋燥、冬寒，尤其是夏季暑热，春秋干燥最容易影响体内的火气。另外，外邪六淫一旦入侵导致阴阳失衡，体内出现阳亢阴虚的症状就是上火的开始。

☉ 苦闷忧郁压抑出来的"火"

现在生活压力越来越大，浮躁、苦闷、压抑、抑郁等不良情绪常常影响着我们。中医有"久郁化火"的概念，因此要学会放松自己，娱乐自己，多与身边的人沟通接触，疏肝解郁、舒心清神，不要让自己郁闷压抑出火来。

专家这样讲

春冬季节北方比南方更易上火

北方地区气候就非常干燥，尤其是冬天，室内普遍使用地暖、暖气、空调等，燥热的空气，都会让人的气管黏膜净化作用变差，直接导致鼻腔、咽喉等发干，如果不注意饮食调剂和补充水分，就容易导致上火，须多提防。还可以用加湿器，增加空气湿度。

・饮食　・作息　・心理压力　・自然气候

有些人老是上火，经常被上火折磨，有时身体不上火，也不断地吃清热去火、清热解毒类的食物、中药或者保健品，去火过度了，虚寒的症状却出现了。

在正常的范围之内，"火"是人体不可或缺的一个元素，明代著名医家张景岳在《景岳全书》中就说过："阳来则生，阳去则死，"阳就是"阳气"——生命之"火"。在五行与五脏的对应中，火对应的是君主之官的心，心统领全身脏腑，脏腑都要依赖心"火"的温煦和保护。

人体之所以会上火，很大一部分是因为体内缺乏阴津，阴津是我们体内的阴液，如生命之"水"，也正是体内的元阳之火与阴津之水维持着身体之内微妙的阴阳平衡。

当生命之火太旺时，就是上火了，可以适当降低火的旺度，或者增加阴津来调和；当生命之火不旺时，身体就会阳虚，扰乱阴阳平衡，一样对健康不利。出现上火，如口唇发干、失眠、便秘……为了降火可以

适当喝去火茶、菊花茶、绿豆汤等，但连续数日地喝，不遗余力地降火，这样过度的去火还是不健康的。所以，去火要把握好尺度，不能太过。

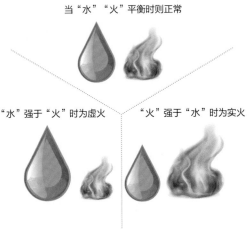

当"水""火"平衡时则正常

"水"强于"火"时为虚火　　　"火"强于"水"时为实火

专家这样讲

壮汉容易上实火，情种容易上虚火

我们提到过上火有虚实之分，身体强壮的人一般胃口好，喜欢吃肉类饮酒，一旦上火就会大便干燥、口苦口臭、面色赤红，即便上火也不会出现虚弱乏力，此类人都是上实火；那些多愁善感的多情之人，往往命运多舛，感情不顺利，平时郁郁寡欢，身体虚弱，一般容易上虚火。

中医将食物分为寒、凉、温、热四种不同的属性，称为"四性"。很简单，吃后让人感觉到热的食物便是热性的，吃后让人感觉到寒冷的食物便是寒性的。凉性是略次于寒性，温性是略次于热性。

一般吃热性食物容易引起上火，所以对于那些容易上火的食物就要格外注意了。

容易上火的食物

避免上火的应对策略

荔枝	菠萝	桂圆	榴莲
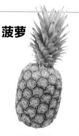	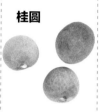	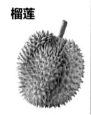	
将荔枝连皮浸入淡盐水中放入冰箱存储半小时后食用	菠萝吃之前用盐水泡一下，可防止上火和过敏	吃桂圆后怕上火可以吃些百合、雪梨等	山竹性偏寒，能够压制吃榴莲引起的火性
生姜	大蒜	辣椒	花椒
		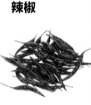	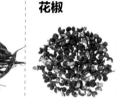
吃生姜上火后，喝些绿豆荷叶粥能降火	喝些雪梨水或者绿豆汤	吃辣椒多搭配寒凉性的新鲜果蔬，如黄瓜、白萝卜、芹菜等	喝些寒凉性的茶，如夏枯草桑叶茶、菊花茶
羊肉	狗肉	白酒	葱白
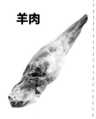	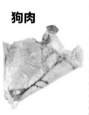		
吃羊肉搭配一些绿叶蔬菜，如木耳菜、菠菜、生菜等	吃狗肉后喝点金银花茶或者菊花茶	多喝水，喝些绿茶或者是酸奶	葱白与豆豉一起煎煮服用

桂圆　荔枝

白酒　辣椒

专家提醒，防治上火，脱水食物、麻辣烫、麻辣火锅、麻辣小吃、辣鸭脖、烧烤等过于干燥油腻辛辣的食物都要少吃，如果吃就要搭配点寒凉性的水果、蔬菜。

生活中很多疾病都与我们的身心状态、体质特点、其他病症相关。预防上火、发热最根本的途径就是治未病、调身心、饮食清淡和平衡体质。

⊕ 治未病

古人有"上工不治已病治未病"之说，就是说好的医生本事体现在人还未患病时，就能够未病先预防，先治疗了。治未病也是养生的核心内容，平时从各种生活细节做起，了解防病知识，摒弃那些会导致发热、上火和其他疾病的生活习惯。

⊕ 饮食清淡

俗话说"病从口入"，吃不洁食物、没有吃对食物都会引发疾病，预防发热、上火很重要的一点就是饮食清淡，适当吃些清热去火的食物。清淡饮食指的是少油腻、少糖、少盐、不辛辣的饮食，其中还能体现食物的真味。多吃蔬菜水果，少吃辛甘厚味油腻食物。

⊕ 调身心

身体得病往往和心理健康也有关，所谓病由心生，心情烦躁、脾气暴躁、容易上火这已经是公认的了。《黄帝内经》中有"恬淡虚无，真气从之，精神内守，病安从来？"，面对社会各种压力不要浮躁，保持平静之心，顺从真气，精气和神气留在体内，不要外泄，如此调养怎么还会得病？平时可以练习太极拳、八段锦、瑜伽这些修身养性的功法。

⊕ 平衡体质

平衡体质才不容易导致火气泛滥。九种体质划分中阴虚体质容易内热，需从五脏六腑调养，消除肾虚、肝虚、脾胃虚、肺虚等症状；湿热体质容易暗耗阴血，情志过激而生火，要适当选择清热利湿的食物，如绿豆、冬瓜、红小豆、山药等。另外，平衡体质可以稳定身体健康，牢固防病堡垒。

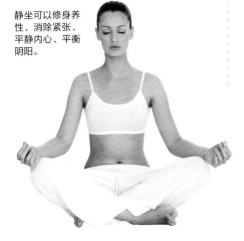

静坐可以修身养性、消除紧张、平静内心、平衡阴阳。

豆类是人类健康的忠实守护者。

专家给出预防上火、发热的4点建议

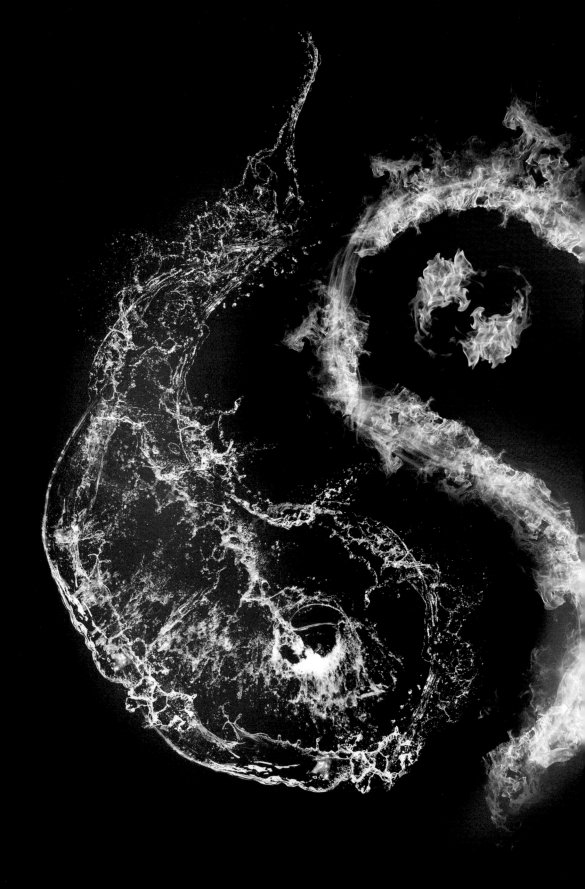

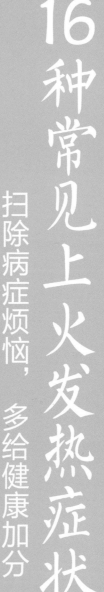

第二章

16种常见上火发热症状

扫除病症烦恼，多给健康加分

上火发热，吃不下，睡不好，再出现一些闹人的症状，如咽喉肿痛、食欲不振、眼睛干涩、口臭口干口苦、便秘、心烦、失眠等，更是火上浇油，烦上加烦。此时就需要及时找到病灶，治标的同时不要忘记治本，哪里不舒服就要及时清除哪里的病灶烦恼，饮食指导、生活调理、老偏方等一定会帮您扫除那些烦人的上火发热病症。

牙龈肿痛

牙龈肿痛是由于胃火太盛，循经上炎所致。现代医学则认为，往往由于患者本身存在慢性炎症，或者因天气干燥、进食辛辣刺激食物所引起。

☺ 推荐食物

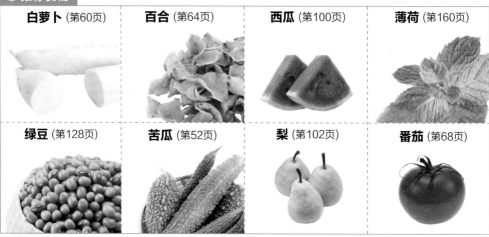

白萝卜 (第60页)	百合 (第64页)	西瓜 (第100页)	薄荷 (第160页)
绿豆 (第128页)	苦瓜 (第52页)	梨 (第102页)	番茄 (第68页)

☹ 禁用食物

☒ **辛辣、油腻食物**　　☒ **过冷过热的食物**　　☒ **巧克力、糖果、饼干**

⊕ 生活调理原则

➡ 保持清淡饮食，注意清胃火，同时注意补充维生素C和B族维生素。

➡ 注意口腔卫生，养成"早晚刷牙，饭后漱口"的良好习惯。

➡ 定期口腔检查，预防龋齿，及时治疗口腔内疾患。

♡ 中医专家支招

生活老偏方 1 口含西瓜汁。先挖出瓜瓤挤汁液。用口含西瓜汁，每次约2分钟后咽下，再含新瓜汁，反复多次。西瓜汁有清热解毒的功效，可以促进牙龈消肿退热。

生活老偏方 2 将百合煮烂后，混入萝卜汁、甘蔗汁各半杯。每天睡前服用1杯，可滋阴降火，非常适合牙龈上火的患者。

牙龈肿痛的食疗方

柠檬葡萄汁

材料 柠檬半个、葡萄150克、蜂蜜适量。

做法 将葡萄洗净，剥皮去核；将柠檬去皮，切块后放入榨汁机内。榨汁后过滤，然后加入适量蜂蜜调匀。

用法 每天早晚各饮用1次。

功效 此果汁具有清热消炎，缓解肠胃上火，牙龈肿痛的症状。

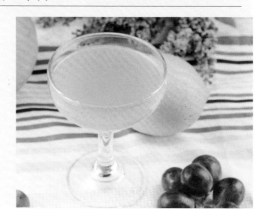

口腔溃疡

口腔溃疡多数是由于阴虚火旺、热毒灼烧、内夹湿热、肝火旺盛而引起。现代医学认为遗传、工作疲劳、精神压力大、失眠、内分泌失调等均会造成口腔溃疡。

☺ 推荐食物

莲藕 (第70页)	蜂蜜 (第144页)	梨 (第102页)	胡萝卜 (—)
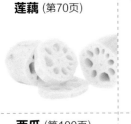			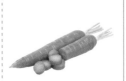
西瓜 (第100页)	番茄 (第68页)	大白菜 (第62页)	猕猴桃 (第110页)
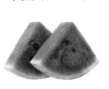			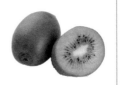

☹ 禁用食物

☒辛辣、厚味的刺激性食品　☒过酸、过甜的食物　☒白酒　☒油炸食物

⊕ 生活调理原则

➡ 多喝开水，多吃新鲜水果蔬菜，补充B族维生素、维生素C和锌。

➡ 平常应注意保持口腔清洁，常用淡盐水漱口，戒除烟酒。

➡ 注意休息，保持心情愉快，避免过度疲劳。

♡ 中医专家支招

生活老偏方1 浓茶漱口。《本草纲目》有"茶苦而寒，最能降火"，浓茶有很好的收敛作用，用其漱口不但可为五脏降火，还能有效防治口腔溃疡。

生活老偏方2 用萝卜莲藕汁漱口。取生萝卜1根，鲜莲藕一段洗净捣烂绞汁去渣，用汁含漱，每日3次，4天后可见效。

口腔溃疡的食疗方

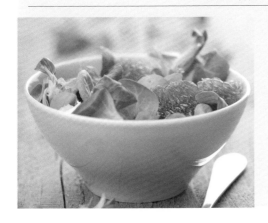

葡萄柚苦苣沙拉

材料 葡萄柚150克，苦苣50克，盐、橄榄油、沙拉酱各适量。

做法 葡萄柚去皮取肉，切片；苦苣洗净，撕成小片。将葡萄柚、苦苣加少许盐、橄榄油、沙拉酱拌匀，装盘即可。

用法 佐餐食用，每日1次。

功效 柚子含维生素C比较高，有清热润肺的功效，苦苣有清热去火的功效。

口臭

口臭多由火热之邪犯胃所致，另外，虚热、积食等也会造成口臭。现代医学认为口臭多数是由于龋齿、残冠，口腔疾病、肠胃疾病所引起的。

☺ 推荐食物

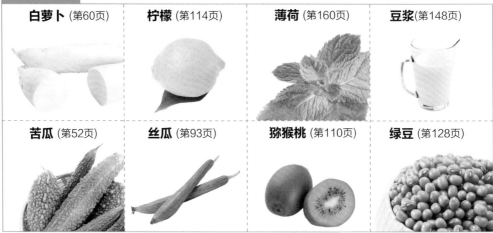

| 白萝卜 (第60页) | 柠檬 (第114页) | 薄荷 (第160页) | 豆浆 (第148页) |
| 苦瓜 (第52页) | 丝瓜 (第93页) | 猕猴桃 (第110页) | 绿豆 (第128页) |

☹ 禁用食物

☒韭菜、大葱、大蒜、洋葱、臭豆腐　☒熏肉制品　☒白酒、啤酒、葡萄酒

⊕ 生活调理原则

➡ 经常清洁口腔，预防龋齿，早晚刷牙，经常漱口，避免口内食物残渣积存。

➡ 少喝酒不抽烟。饮食清淡，多吃含量丰富的纤维素食物有利于清洁口腔。

➡ 多饮水，多吃清热去火的食物，如苦瓜、苦菊，防治脏腑上火，同时还要防止消化不良。

♡ 中医专家支招

生活老偏方1　百合、绿豆各30克加水煮汤，对有慢性呼吸道疾病，如慢支、肺脓肿等引起的口臭非常有效，可长期服用。

生活老偏方2　用薄荷水、淡盐水或者柠檬水漱口，尤其是薄荷水，其不仅有消炎杀菌功效，还可去除口臭，使你口气更清新。

口臭的食疗方

黄瓜粥

材料　黄瓜1根、大米60克。

做法　黄瓜洗净，去皮切片，大米淘洗干净，锅中放入清水，烧开了，下入大米，大火煮沸转小火将要熟时，放入黄瓜片同煮粥。

用法　随意服食。

功效　此粥清淡去火，能调和脾胃上火，黄瓜淡淡的清香味，还可以消除口臭。

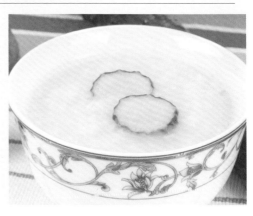

口干口苦

肝胆上火有热，导致胆气上溢，胆汁是苦的，因此出现口苦，火气耗伤津液，因此出现口干。现代医学认为，口干是干燥综合征的一种，口苦多数是由肝、胆炎症引起的。

☺ 推荐食物

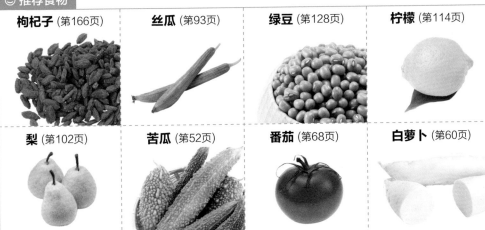

枸杞子 (第166页)   丝瓜 (第93页)   绿豆 (第128页)   柠檬 (第114页)

梨 (第102页)   苦瓜 (第52页)   番茄 (第68页)   白萝卜 (第60页)

☹ 禁用食物

☒辛辣食品   ☒蒸熏食物   ☒油炸、厚味食物   ☒白酒

⊕ 生活调理原则

➡ 出现口干口苦多数是由于消化系统出现问题，应及时检查肠胃功能。

➡ 饮食宜清淡，多饮水，多吃一些生津止渴的食物，尤其是富含维生素C的水果、蔬菜。

➡ 注意清除肝火、胃火，少饮酒吸烟，保持愉快的心情，注意多休息。

♡ 中医专家支招

生活老偏方 1   莲子30克、栀子20克(用纱布包扎)，加冰糖适量，放入锅中加入适量水，煎煮20分钟，吃莲子喝汤。

生活老偏方 2   川贝母10克，捣碎成末，梨1个洗净，削皮切块。锅中加入适量清水，上述食材小火炖20分钟，最后加适量冰糖即可。

口干口苦的食疗方

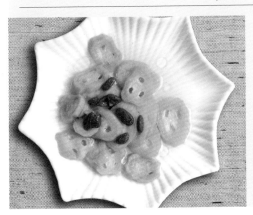

枸杞炒丝瓜

材料   丝瓜1根、枸杞子20克、葱花各适量。

做法   将丝瓜去皮洗净切片。锅中放入植物油，烧至六成热，放入丝瓜片翻炒，待熟时，加盐、枸杞子调匀起锅即可。

用法   佐餐食用，量随意。

功效   此菜有清解热毒，生津止渴的功效，能够清除肝火。

积食

积食属于中医症状，积食多发生于小儿，乳食过量，损伤脾胃，使乳食停滞于中焦所形成的胃肠疾患。长期积食会导致内热化火，引起不适。

☺ 推荐食物

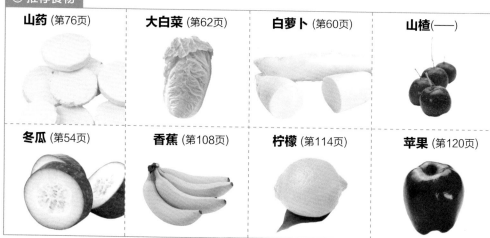

山药 (第76页)	大白菜 (第62页)	白萝卜 (第60页)	山楂 (——)
冬瓜 (第54页)	香蕉 (第108页)	柠檬 (第114页)	苹果 (第120页)

☹ 禁用食物

⊠ 肉类、油炸食物　⊠ 生冷刺激性食物　⊠ 黏性食物　⊠ 白酒

⊕ 生活调理原则

➦ 饮食清淡，多吃易消化的食物，适当吃些有助消食的山楂、萝卜等。

➦ 不要给孩子吃的太饱、穿的太多，睡前最好别吃零食。

➦ 对于成人积食，要有良好的饮食习惯，按时就餐，不偏食不挑食，饭后适当运动。

♥ 中医专家支招

生活老偏方 1 用白萝卜1个，洗净捣烂取汁，或者切块，用榨汁机榨汁，然后在白萝卜汁中加适量的白糖服用。

生活老偏方 2 让患儿面孔朝下俯卧，大人用两手的拇指、食指和中指捏其脊柱两侧，随捏随按，由下而上，再从上而下，捏5遍，每晚1次。

积食的食疗方

糙米山楂豆浆

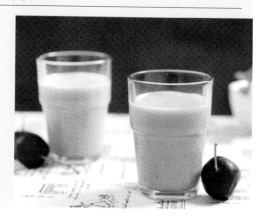

材料　糙米30克、黄豆40克、山楂20克。

做法　提前8小时将黄豆浸泡好；将糙米、山楂洗净，放在水里浸泡两小时。将山楂与糙米、黄豆一起放入豆浆机内。选择启动按键，开机搅拌，煮熟后根据自己的口味加糖即可。

用法　早餐饮用，量随意。

功效　山楂开胃消食，健脾益气，有很强的促进消化作用。

食欲不振

食欲不振就是缺乏吃食物的欲望。中医认为，食欲不振是由于湿热内蕴、脾胃虚弱，外加肾气不足而引起的。想提高食欲最好多从饮食方面着手。

☺ 推荐食物

山药 (第76页)

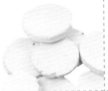

柠檬 (第114页)

柚子 (第106页)

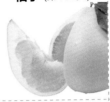

茼蒿 (第84页)

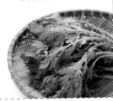

番茄 (第68页)

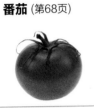

香蕉 (第108页)

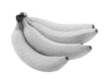

海带 (第136页)

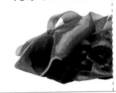

大白菜 (第62页)

☹ 禁用食物

☒**肉类、油炸食物**　☒**生冷刺激性食物**　☒**黏性食物**　☒**白酒**

⬆ 生活调理原则

➡ 良好的生活习惯，规律进餐，就餐时保持轻松、舒畅的心情。

➡ 生命需要运动，适当运动有助于食物的消化、吸收，如散步、慢跑等。

➡ 孩子食欲不振，要查一下是否缺锌，缺锌可以适当吃些板栗、核桃、牡蛎等。

◯ 中医专家支招

生活老偏方 1 糯稻芽、大麦芽各30克，水煎服，治食欲不振，消化不良或食滞不化。

生活老偏方 2 番茄、苦菊、黄瓜各80克，盐、醋、味精、麻油各适量。番茄洗净，切成片，苦菊洗净，黄瓜洗净切菱形片，再将盐、醋、味精、香油倒入小碗中，拌匀即可食用。

食欲不振的食疗方

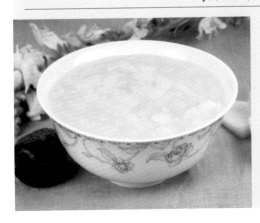

白萝卜粥

材料 白萝卜100克、大米60克、盐适量。

做法 大米淘洗干净，白萝卜洗净，切丁。锅中放入适量水，烧开了，放入大米，大火煮沸后，加入白萝卜丁，转小火熬20分钟，放入盐调味即可。

用法 当主餐食用，早晚各1次。

功效 白萝卜粥可以帮助消化，促进食欲。

咽喉肿痛

咽喉肿痛可能是因外感风热之邪熏灼肺脏，或肺、胃二经郁热上壅，而致咽喉肿痛，也可能由于肾阴不足，虚火上炎。在现代医学中，多见于急性扁桃体炎、急性咽炎和单纯性喉炎、扁桃体周围脓肿等。

☺ 推荐食物

蜂蜜 (第144页)	**海带** (第136页)	**柚子** (第106页)	**梨** (第102页)
	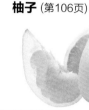		
番茄 (第68页)	**西瓜** (第100页)	**石榴** (第123页)	**白萝卜** (第60页)
	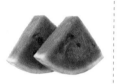	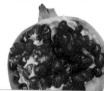	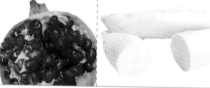

☹ 禁用食物

☒辛辣刺激性的食物　☒狗肉、羊肉、鹅肉　☒油炸食物　☒白酒

⊕ 生活调理原则

➡ 多喝水，少吃辛辣食物，多吃富含维生素C的水果、蔬菜。

➡ 少讲话，多休息，适当服用清热解毒类中成药。

➡ 发现"咽喉不适"症状需及时就医，避免咽喉炎生成和向慢性病发展。

➡ 每餐后注意口腔清洁。

♡ 中医专家支招

生活老偏方 1　黄瓜1根，洗净带皮吃。黄瓜具有生津止渴，清热去火的功效，可让咽喉肿疼消失。

生活老偏方 2　雪梨2个，捣烂，加蜂蜜30克，用水煎服，1日分两次服。

生活老偏方 3　200毫升的醋加200毫升的水勾兑均匀，用醋水漱口即可减轻咽喉疼痛。

咽喉肿痛的食疗方

胖大海金银花茶

材料　胖大海3个、金银花4克。

做法　将胖大海、金银花洗净，放入杯子中，加入适量沸水冲泡，焖10分钟后即可饮用。

用法　每日代茶频饮。

功效　胖大海开音润喉，有消炎消肿的效果;金银花可清热解毒，缓急止痛。

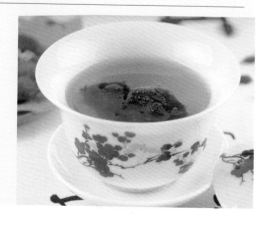

眼睛干涩

肝开窍于目，肝火上逆可导致眼睛干涩。现代医学认为，眼睛干涩属于眼结膜干燥症，是由几种完全不同的病因所引起，以眼干少泪为特征的一组疾病。

☺ 推荐食物

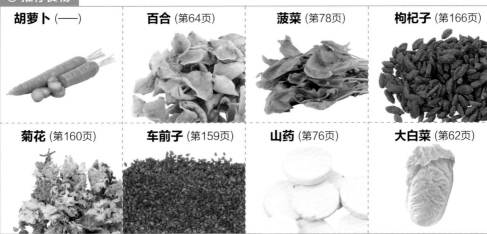

胡萝卜 (——)	百合 (第64页)	菠菜 (第78页)	枸杞子 (第166页)
菊花 (第160页)	车前子 (第159页)	山药 (第76页)	大白菜 (第62页)

☹ 禁用食物

☒辛辣食物　☒巧克力、可乐、咖啡　☒白酒、啤酒　☒油炸食物

⬆ 生活调理原则

➡ 注意用眼卫生，勤洗手，不要用手揉搓眼睛。

➡ 平时避免长时间使用电脑、看电视。

➡ 多饮水，多吃一些新鲜的蔬菜和水果，保证室内空气湿度。

➡ 每天做眼保健操，或者按摩眼部。

◑ 中医专家支招

生活老偏方 1 菠菜150克、菊花30克。菠菜洗净，加入适量水，和菊花一起榨汁当饮料饮用即可。

生活老偏方 2 枸杞子15克，用开水冲泡，盖盖闷10分钟，每日代茶频饮。

生活老偏方 3 用热水洗过的毛巾，敷眼睛10分钟，可以促进眼部血液循环。

眼睛干涩的食疗方

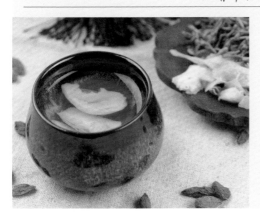

百合茶

材料 百合20克。

做法 百合洗净，放入茶杯中，冲入开水浸泡1小时后即可。

用法 每日代茶频饮。

功效 百合滋阴降火，此茶对防治眼干效果好。

肺热咳嗽

肺热咳嗽是由于风热邪毒、邪热蕴肺，肺受热毒所灼伤，导致肺气失宣、肺内郁热而出现咳嗽为主的一种证候。现代医学认为，多数由于细菌病毒进入肺部所引起的发热咳嗽。

☺ 推荐食物

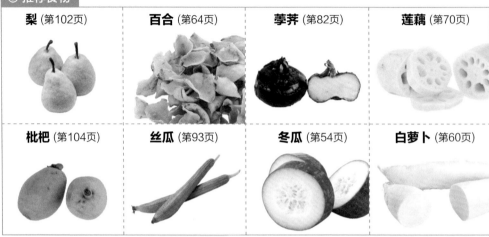

梨 (第102页)	百合 (第64页)	荸荠 (第82页)	莲藕 (第70页)
枇杷 (第104页)	丝瓜 (第93页)	冬瓜 (第54页)	白萝卜 (第60页)

☹ 禁用食物

⊠油腻、油炸食物　⊠刺激燥热食物　⊠白酒、咖啡

⊕ 生活调理原则

● 经常开窗通气，保持室内空气清新，重视口腔清洁，咳痰后应漱口。

● 根据病灶位置以空心掌拍背或体位引流，以便痰液排出顺畅。

● 饮食清淡，多吃清肺止咳、化痰润肺的食物，空气质量不好时出门戴口罩。

♡ 中医专家支招

生活老偏方 1 每次可用鲜荸荠 200 克，洗净削去皮，用沸水烫一下，生吃，早晚各 1 次。

生活老偏方 2 罗汉果 1 个，柿子饼20克，一起用水煎煮服食。柿子性寒，有很好的清热、消痰、止咳的功效。

肺热咳嗽的食疗方

雪梨黑豆豆浆

材料　黑豆50克、雪梨1个、蜂蜜适量。

做法　黑豆用清水泡8小时，雪梨洗干净，去蒂、核，切成碎片。将黑豆、雪梨放入豆浆机中，加入适量清水，按下功能键，加入适量蜂蜜搅匀即可。

用法　早餐饮用1杯。

功效　此豆浆具有滋阴润肺、宣肺止嗽的作用、适宜肺虚久咳者食用。

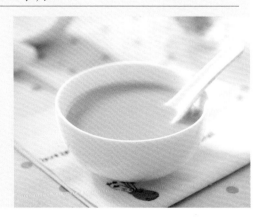

耳聋耳鸣

耳聋耳鸣多数是由于肝肾亏损所引起的。现代医学认为，多数是由于病变，如中耳炎、急热性传染病、高血压、贫血、神经衰弱等疾病所引发出现耳聋耳鸣。

☺ 推荐食物

山药 (第76页)	**百合** (第64页)	**桑椹** (第43页)	**海参** (第138页)
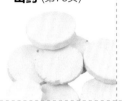	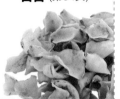	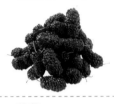	
牡蛎 (第141页)	**豆浆** (第148页)	**葡萄** (第116页)	**西瓜** (第100页)
			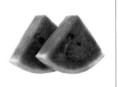

☹ 禁用食物

⊠**辛辣燥热食物**　⊠**过甜、味重的食物**　⊠**白酒、啤酒、咖啡**

⊕ 生活调理原则

➡ 饮食清淡，不宜过度进食辛辣燥热食物，多吃具滋阴补肾、清肝火的食物。

➡ 生活作息有规律，保证充足睡眠，避免在噪声大的环境中生活。

➡ 避免紧张等不良情绪，多参加力所能及的锻炼，提高身体素质。

➡ 避免或谨慎地使用耳毒性药物。

♡ 中医专家支招

生活老偏方 1 连根鲜仙鹤草150克，加水适量，煎成浓汁频饮，每日1剂，连用10天。

生活老偏方 2 百合20克研成粉末，每次用温水冲服10克，每日2次。对阴虚火旺所致的耳鸣疗效较好。

生活老偏方 3 黑芝麻、核桃仁各25克，一同捣碎加白糖调服，每日1次。

耳聋耳鸣的食疗方

桑椹红枣茶

材料 桑椹15克、红枣30克、冰糖适量。

做法 桑椹洗净，与枸杞子一起放入茶杯中，再放入冰糖，冲入开水，浸泡约15分钟即可。

用法 早晚各服用1次，坚持1周。

功效 桑葚是滋阴养血、补肝益肾的佳果。不仅能够治疗耳聋耳鸣，但凡肝肾亏虚的所导致病症它都有很好的治疗作用。如失眠健忘、身虚体弱者，常服桑葚膏或桑葚蜜，可改善失眠健忘等相关症状；神经衰弱之人，常吃鲜桑葚或服其制剂，可有补脑、安神、养血、减少疲劳、增强记忆能力之作用；气血不足、阴虚体弱的老年人，常吃鲜桑葚或其制品，可防治习惯性便秘、肠燥便秘；风湿性关节炎患者，常服桑葚及其制剂，有养血祛风、防止关节疼痛的作用。如果是须发早白，服用它后，也能起到白发变青丝的作用，是一种非常好的补肾佳果。

小便赤黄

小便赤黄多数是由于肝火燥热或者心火亢盛，下移导致小肠实热，出现小便赤黄。在现代医学看来，可能由某些原因导致轻、中度的尿路感染发炎所致。

☺ 推荐食物

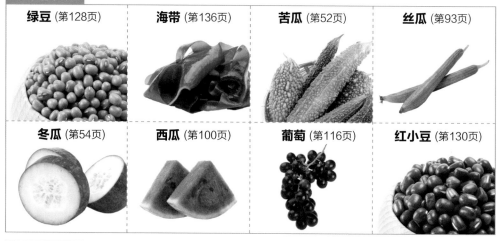

| 绿豆 (第128页) | 海带 (第136页) | 苦瓜 (第52页) | 丝瓜 (第93页) |
| 冬瓜 (第54页) | 西瓜 (第100页) | 葡萄 (第116页) | 红小豆 (第130页) |

☹ 禁用食物

☒咖啡、可乐、浓茶　☒过甜的食物　☒辛辣燥热性食物　☒白酒

⊕ 生活调理原则

➡ 多饮水，每天饮水量不少于2000毫升，有热证可选择一些清热去火的凉茶。

➡ 注意调和脾胃，多吃一些理脾健胃，除湿利尿的食物。

➡ 在没有用药的情况下，如果长期尿黄赤，多伴疲乏无力、食欲不振的症状就要去医院就诊。

♥ 中医专家支招

生活老偏方1 绿豆50克、香蕉2根。香蕉连皮切碎，放入榨汁机中快速搅打，过滤取其汁。绿豆淘净后放入砂锅，加适量水，大火煮沸，煮好后取绿豆汤汁，待凉调入香蕉汁液中，拌匀即成。

生活老偏方2 冬瓜100克、西瓜皮60克。加入适量水煎煮，喝汤吃冬瓜，每日1次，连服10日。

小便赤黄的食疗方

绿豆百合菊花豆浆

材料 绿豆50克、百合20克、菊花10朵。

做法 将绿豆、菊花和百合用水泡好，菊花摘掉花瓣备用。将绿豆、百合、菊花瓣倒入豆浆机，按下功能键。豆浆机停止后，倒出豆浆，滤掉渣子即可饮用。

用法· 早晨服用1杯。

功效 此豆浆具有很好的清热解毒、利尿消炎的作用，治疗消除小便赤黄的症状。

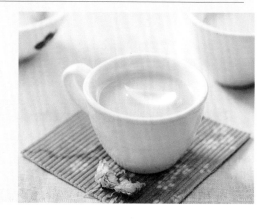

便秘

过食辛辣厚味、温补食物等可致阳盛灼阴、胃肠积热，津液耗伤，导致肠道干涩、燥结，最终出现便秘。现代医学认为，肛肠病变、其他慢性病、精神紧张等都会导致便秘。

☺ 推荐食物

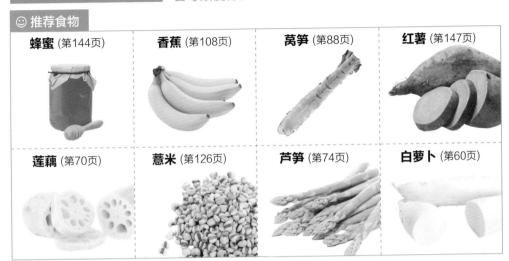

蜂蜜 (第144页)	香蕉 (第108页)	莴笋 (第88页)	红薯 (第147页)
莲藕 (第70页)	薏米 (第126页)	芦笋 (第74页)	白萝卜 (第60页)

☹ 禁用食物

☒ 精米、细面食物　☒ 辛辣燥热食物　☒ 黏性食物　☒ 肉类

⊕ 生活调理原则

➡ 多饮水，适当吃五谷杂粮，水果蔬菜及清热去火的食物，以补充膳食纤维。

➡ 每天养成定时排便的习惯，严重时要服用或使用一些有导泻剂作用的药物。

➡ 避免紧张，适当运动可使胃肠活动增强，尤其是提肛运动，进行腹部按摩也可以缓解便秘。

♥ 中医专家支招

生活老偏方1 将30克黑芝麻、40克杏仁、大米50克放进水中浸泡，然后捣成糊状，煮熟后加糖服食，可治便秘。

生活老偏方2 香蕉2根、黑芝麻30克。用香蕉蘸炒半生的黑芝麻嚼吃，叮养阴清热，润肠通便。

生活老偏方3 干荷叶，每天撕下一块干荷叶并撕碎，放在茶杯里用开水冲泡当茶饮。

便秘的食疗方

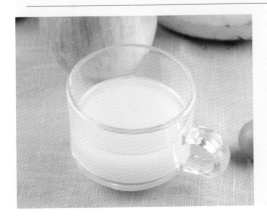

苹果香蕉汁

材料 香蕉2根、苹果1个、白糖适量。

做法 将香蕉去皮，切成丁备用；苹果洗净切块，去籽切块。两者加入榨汁机，放入适量水，搅拌45秒后倒出，调入白糖即可。

用法 早晚各服用1次。

功效 本果汁具有滑肠通便的功效，适宜于肠燥便秘、痔疮出血等患者食用。

心烦失眠

失眠，心中烦乱不安，多由于心火、肝火、胆虚或阴虚火旺所致。现代医学则认为，睡眠障碍、身体疾病、情感因素、生活方式等皆会造成失眠。

☺ 推荐食物

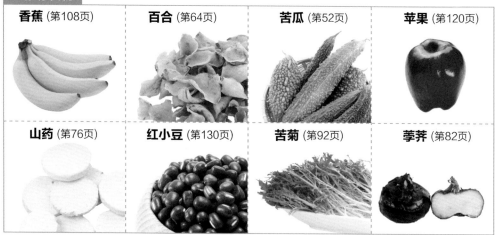

香蕉 (第108页)	百合 (第64页)	苦瓜 (第52页)	苹果 (第120页)
山药 (第76页)	红小豆 (第130页)	苦菊 (第92页)	荸荠 (第82页)

☹ 禁用食物

☒辛辣刺激性食物　☒咖啡、浓茶、白酒　☒油腻、油炸食物

⬆ 生活调理原则

➡ 养成良好的作息习惯。睡前不胡思乱想，固定的睡觉时间，固定的上床、起床时间。

➡ 适当的运动。经常活动有助于睡眠，晚餐不要吃得过饱，睡前避免喝咖啡、浓茶。

➡ 睡前泡个热水澡，喝杯牛奶可有利于睡眠。

♥ 中医专家支招

生活老偏方1 猪心1个，三七、蜂蜜各适量。将猪心洗净切块，与三七共煮，待猪心熟后加入蜂蜜，吃肉喝汤。

生活老偏方2 鸡蛋2个、枸杞20克、红枣8枚。先将枸杞、红枣用水煮30分钟，再将鸡蛋打入共煮至熟，食用即可。

心烦失眠的食疗方

荸荠牛奶汁

材料 荸荠100克、牛奶200毫升、白糖20克。

做法 把荸荠洗净，去皮，切片。荸荠放入炖杯内，加清水100毫升，用武火烧沸，文火炖煮25分钟；牛奶装入奶锅，用中火烧沸，待用。把牛奶、荸荠、白糖同放炖杯内，烧沸即成。

用法 每日1次，每次1杯。

功效 荸荠性寒，味甘，有清热凉肝、生津止渴、补中益气等功效。牛奶具有补虚损、益肺胃、滋养心血、生津润肠的功效，对虚损劳弱、精力不足、神形疲乏者有一定疗效。

发热

在中医里，发热分为两种：内伤发热，多由饮食、劳倦、七情变化，导致阴阳失调，气血虚衰所致；而外感发热，多数因为感受六淫之邪及疫疠之气所致。

☺ 推荐食物

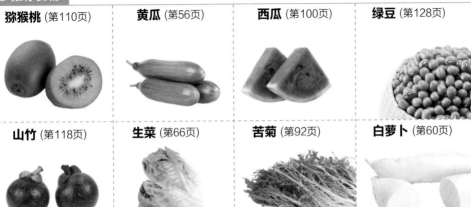

猕猴桃 (第110页)	黄瓜 (第56页)	西瓜 (第100页)	绿豆 (第128页)
山竹 (第118页)	生菜 (第66页)	苦菊 (第92页)	白萝卜 (第60页)

☹ 禁用食物

☒辛辣刺激性食物　☒燥热的食物　☒咖啡、碳酸饮料、白酒

⬆ 生活调理原则

➥ 多喝开水，可以吃些易消化的食物，以汤水、稀饭、面条为主。另外适当补充水果蔬菜。

➥ 细菌或病毒感染导致的发热就需要使用抗生素治疗，体温过高可以进行物理降温，可以用酒精进行擦浴。

➥ 高热要及时就医，以免耽误病情。

♥ 中医专家支招

生活老偏方1 冬瓜100克、薏米50克、冰糖适量。薏米淘洗干净，冬瓜削皮去瓤，洗净切片。锅置火上，倒入清水、薏米煮熟后，加入冬瓜煮10分钟，调入冰糖溶化即可食用。

生活老偏方2 鲜竹叶、鲜荷叶、鲜薄荷各20克，蜂蜜适量。竹叶、荷叶、薄荷洗净加水煎约15分钟，加入蜂蜜搅匀，冷却后代茶饮。

发热的食疗方

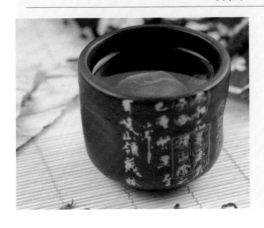

荷叶山楂茶

材料 荷叶20克、山楂25克、冰糖适量。

做法 干荷叶洗净后，与山楂一起加入适量水煎煮20分钟，根据个人口味加入冰糖调味即可。

用法 代茶频饮。

功效 此茶具有清热解毒，利尿下水的作用，适合中暑发热、咳嗽发热等热证。

咳嗽

中医认为，咳嗽是由于外感六淫，脏腑内伤，影响于肺所致有声有痰的病症。咳嗽发热多见于急性上、下呼吸道感染，肺结核等。

☺ 推荐食物

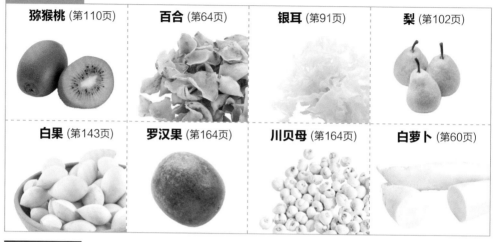

| 猕猴桃 (第110页) | 百合 (第64页) | 银耳 (第91页) | 梨 (第102页) |
| 白果 (第143页) | 罗汉果 (第164页) | 川贝母 (第164页) | 白萝卜 (第60页) |

☹ 禁用食物

☒辛辣刺激性食物　☒生冷硬、难消化的食物　☒虾蟹、蛋类　☒白酒

⬆ 生活调理原则

➜ 多喝水，选择清淡易消化的流食，少吃辛辣物，多吃富含维生素C、维生素A的水果、蔬菜。

➜ 注意咳嗽严重时应及时就医，遵医嘱用药，不要有悲伤情绪，多休息，保持愉快轻松的心情。

➜ 多参加户外锻炼，进行阳光浴、空气浴、水浴等自然疗法。

♥ 中医专家支招

生活老偏方1 取鲜藕汁50克，柚子汁80克，蜂蜜半汤匙，芝麻油3滴，放一起搅匀，一次服下，一日2次，连用2~3天。

生活老偏方2 罗汉果3个洗干净，把外壳敲破，连皮带瓤一起放在水杯中加开水泡。泡出的水呈红褐色，略有甜味，每日喝3次。

咳嗽的食疗方

钩藤薄荷川贝饮

材料 绿茶3克、川贝6克、钩藤、薄荷各3克、冰糖适量。

做法 川贝捣成末，与绿茶、钩藤、薄荷一起用沸水冲泡20分钟即可，可加入冰糖调味。

用法 先熏吸后饮用。代茶频饮，每日3次，连服3~5天。

功效 薄荷是人们极为熟悉的香草植物，也是世界三大香料之一，号称"亚洲之香"。含有薄荷脑的成分，所散发出来的芳香带有一种清凉感，能让精神为之一振。此外，薄荷还是治疗外感咳嗽的常用药物，具有发散、祛风、通血脉的功效。钩藤性味苦、微寒，归肝经，具有息风清热的作用，在治疗咳嗽时，和薄荷合用可起到平肝止咳，疏散风热的作用，堪称治风热咳嗽的"黄金搭档"。

感冒

祖国医学认为，感冒是由于外感六淫所引起的伤风，分为风寒感冒与风热感冒两大类。现代医学中，感冒一般分为普通感冒和流行性病毒感冒。

☺ 推荐食物

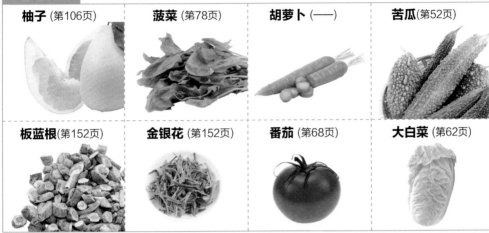

柚子 (第106页)	**菠菜** (第78页)	**胡萝卜** (——)	**苦瓜** (第52页)
板蓝根 (第152页)	**金银花** (第152页)	**番茄** (第68页)	**大白菜** (第62页)

☹ 禁用食物

☒**辛辣、油腻荤腥食物** ☒**甘甜食品** ☒**油炸食物** ☒**咖啡、浓茶、白酒**

⊕ 生活调理原则

➡ 多喝开水，多吃新鲜水果蔬菜，补充B族维生素、维生素C和锌。

➡ 每天测量体温，当温度高于38.6℃，应及时物理降温，高于39.1℃应立刻去医院就诊。

➡ 注意卫生，勤洗手，多开窗通风，流感季节出门戴口罩，少去拥挤的公共场所。

♡ 中医专家支招

生活老偏方 1 葱白30克、生姜20克、食盐少许，一同捣成糊状，再用一盅酒调匀，以纱布包好，擦前心、后心、手心、脚心、肋窝心，擦完30分钟后即可出汗退热。

生活老偏方 2 桑叶6克，白菊花、淡豆豉、竹叶各10克，薄荷5克，一起加水煎煮，饮用汤汁即可。

感冒的食疗方

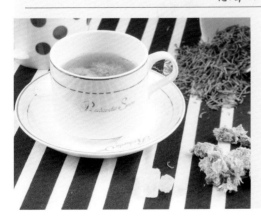

金银花菊花茶

材料 金银花5克、菊花4朵、冰糖适量。

做法 以上材料放入茶杯中，用开水冲泡，盖上茶盖闷5分钟后，加入冰糖调味即可饮用。

用法 一日一剂，连饮三日。

功效 此茶具有清热解毒，杀菌消炎的功效，可防治病毒性感冒发热。

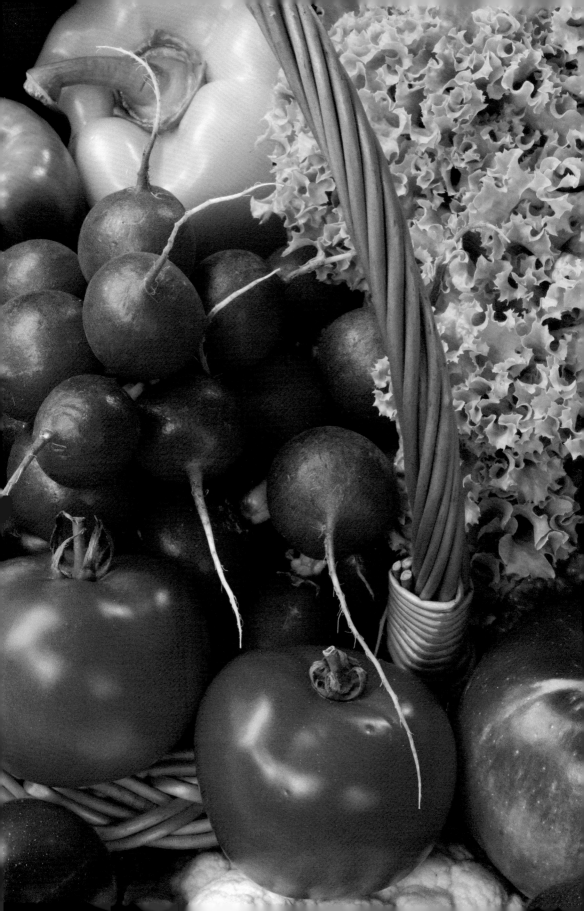

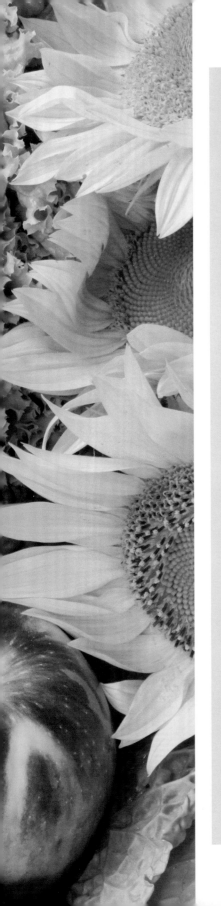

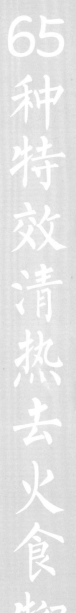

第三章

65种特效清热去火食物

品尝人间美馔，如沐清风玉露

医食同宗、药食同源是中医数千年的传承，中医重视饮食养生祛病。唐代医圣药王孙思邈在《千金·食治》中讲："安身之本，必资于食；救疾之速，必凭于药。"不知食宜者，不足以存生也；不明药忌者，不能以除病也。"并认为以食平疴方为良医。其实在我们的厨房之中就不乏很多含有药性疗效的食物，只要运用得当便是清热去火的灵丹妙药。

黄瓜　冬瓜　苦瓜
大白菜　白萝卜　茭白
番茄　生菜　百合
芦笋　芹菜　莲藕
荠菜　菠菜　山药

苦瓜

祛热泻火 明目祛痘

每日养生食用量： 80克

● **最佳食用月份**
5、6、7月

● **性味**
性寒，味苦

● **别名**
凉瓜、癞瓜

● **归经**
心、脾、肺经

　　苦瓜因其味苦而得名，是药食兼备的上佳蔬菜。苦瓜入菜，具有清暑怡神、除烦去火作用，是理想的清热去火、美颜抗衰老蔬菜。炎炎夏日容易上火，吃苦瓜可是消暑去火的好办法。

清热去火功效

　　苦瓜有清热祛暑、明目解毒、利尿凉血的功效。苦瓜中所含的生物碱类物质奎宁，有消炎退热的功效。

其他养生功效

➡ **减肥瘦身：** 热量超低，还能抑制脂肪吸收，苦瓜中所含的苦瓜素，1毫克苦瓜素就可阻止100克脂肪的吸收。

➡ **消炎利尿：** 苦瓜所含的生物碱类物质奎宁，有利尿活血、消炎退热的功效。

➡ **降低血糖、血脂：** 苦瓜所含的苦瓜多肽类物质有快速降低血糖、调节血脂的功能。

➡ **增强免疫力：** 苦瓜含有较多的脂蛋白，可提高人体免疫力，还可以抑制癌细胞的产生。

✖ **禁忌人群** **脾胃虚寒者。**

☺ 这样搭配最健康

苦瓜 + 枸杞子 = 滋阴润燥、清肝明目

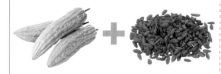

苦瓜 + 茄子 = 清心明目、止渴除烦、清热利尿

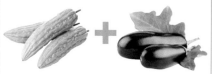

厨房小课堂

苦瓜减轻苦味的妙招

　　刚吃苦瓜的人大多不喜欢太浓的苦味，可先将切好的瓜片放入开水锅中氽一下，或放在无油的热锅中干煸片刻，或用盐腌一下，可减去苦味而风味犹存。还可以放入冰箱内冷冻半小时，再用水洗一下。

苦瓜炖蛤蜊

主料 北沙参10克、苦瓜200克、蛤蜊250克。

配料 姜、蒜、盐、味精各适量。

做法

1. 苦瓜洗净，剖开去籽，切成长条；姜、蒜洗净切片；北沙参洗净。

2. 锅中加水烧开，下入蛤蜊煮至开壳后，捞出，冲水洗净。

3. 再将蛤蜊、苦瓜、北沙参放入锅中，加适量清水，以大火炖30分钟至熟后，加入姜、蒜、盐、味精调味即可。

功效解读 此菜具有滋阴养心、生津止渴、清热泻火的作用，可缓解治疗热痛烦渴、目赤疼痛的症状。

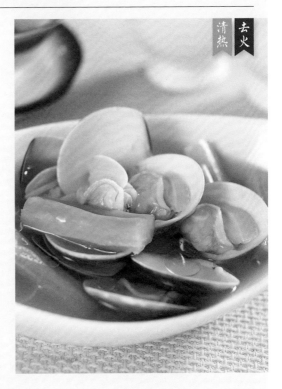

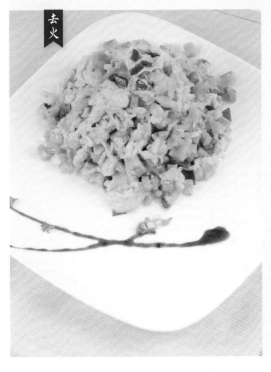

鸡蛋炒苦瓜

主料 苦瓜250克、鸡蛋3个。

配料 植物油、盐、红辣椒、葱姜末各适量。

做法

1. 先将苦瓜对剖，挖去内瓤洗净，切成片、撒上少许盐拌匀略腌。

2. 锅中放清水适量，放一点盐，滴几滴植物油，水开后将苦瓜倒入略汆后捞出过凉水滤干备用；鸡蛋打散用油炒熟备用。

3. 炒锅入适量油，油热后放入葱姜末、红辣椒炝锅后，将苦瓜倒入略炒，接着将炒好的鸡蛋放入，加入盐调味即可。

功效解读 苦瓜搭配鸡蛋补充维生素、蛋白质和铁，具有清心润脾、解热除烦的功效。

53

冬瓜

清热解毒
利水消炎

每日养生食用量: 75~150克

● **最佳食用月份**
5、6、7月

● **性味**
性微寒,味甘淡

● **别名**
白瓜、枕瓜

● **归经**
肺、大肠、小肠、膀胱经

冬瓜果肉肥美,多汁味淡,有句俗语"夏天呷冬瓜,冬天呷菜头",在高温炎热的夏季,喝冬瓜汤不仅可以祛暑除烦,还可以清热去火。在民间,冬瓜常被用来治疗肺热咳嗽、水肿、哮喘等。

清热去火功效

冬瓜性微寒,有清热解毒、利水消痰、祛湿解暑的功效,很多典籍都有关于冬瓜散热消毒的药用记载,在民间通常用来治疗肺热咳嗽、水肿胀满、暑热烦闷。

其他养生功效

○ **减肥健美:** 冬瓜中含有丙醇二酸,丙醇二酸能有效地抑制糖类转化为脂肪,另外,冬瓜本身不含脂肪,热量不高,可以减肥,有助体形健美。

○ **降血糖、降血压:** 冬瓜含维生素C较多,且钠盐含量低,钾含量高,非常适合需低钠食物的高血压、肾脏病、糖尿病等患者食用。

○ **保护肾脏:** 研究表明,冬瓜汁及冬瓜提取物能增加动物排尿量,减轻一些元素对肾脏病变程度,并具有显著减少血清中肌醇含量的作用。这是由于冬瓜总氨酸、冬瓜葫芦素对肾损伤有较明显的保护作用。

☺ 这样搭配最健康

冬瓜 + 蘑菇 = 滋阴润燥 清肝明目

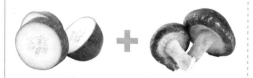

✕ 禁忌人群　脾胃虚寒者。

冬瓜 + 海带 = 清心明目、止渴 除烦、清热利尿

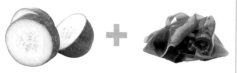

厨房小课堂

冬瓜颇具美容功效

冬瓜还有很好的美容功效。如《本草纲目》载:冬瓜瓤白,绵软,用它洗脸,洗身,可除肤褐斑,令肤色柔软光洁、白皙;唐代《圣济总录》书中介绍了古人用冬瓜制作面脂进行美容的方法;《大明本草》中说冬瓜子能治愈皮肤炎症,令肤色润泽。

冬瓜鸭肉汤

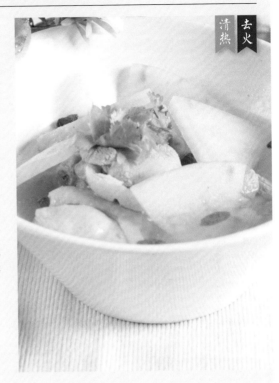

清热 去火

主料 冬瓜400克、鸭肉150克。

配料 枸杞子、香菜碎、植物油、盐、淀粉、味精各适量。

做法

1. 先将鸭肉洗净，切块；冬瓜去皮、瓤，洗净，切成块状。

2. 将锅放置火上，加油烧至六成热，投入鸭肉块略炒，加入适量水烧开，再放冬瓜块，炖3小时，加枸杞子、盐、味精淀粉勾芡起锅装盘，撒入香菜碎。

功效解读 此菜具有清热解读、利肺化痰的功效，适用于肺中有痰、咳嗽气喘等疾病。

凉拌冬瓜

清热

主料 冬瓜500克，青、红椒各50克。

配料 盐、鸡精、白醋各适量。

做法

1. 青红椒洗净切丝；冬瓜去皮，籽，洗净，切块状。

2. 煮锅内加适量水煮沸后，放入冬瓜，过水捞出；冬瓜放入盘中，加入青红椒丝，再加入调味料即可。

功效解读 冬瓜有润肺生津、利尿消肿、解毒排脓的功效，青椒可以促进排便。此菜适宜于暑热口渴、上火便秘的人食用。

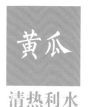

黄瓜

清热利水
解渴除烦

每日养生食用量： 100~150克

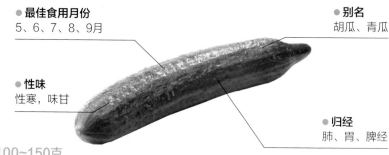

● **最佳食用月份**
5、6、7、8、9月

● **性味**
性寒，味甘

● **别名**
胡瓜、青瓜

● **归经**
肺、胃、脾经

　　黄瓜清脆爽口、清香多汁，已经成为一种新型的时尚健康食品，生吃黄瓜可以美容养颜。其实黄瓜浑身都是宝，黄瓜汁能降火气，排毒养颜，黄瓜汁用来敷在脸上还能祛痘。

🔍 清热去火功效

　　黄瓜性凉，味甘，有清热利水、解毒消肿、生津止渴的功效，能缓解烦热、口干、咽痛等上火症状。

🔍 其他养生功效

→ **延缓衰老：** 黄瓜中含有丰富的维生素E，可起到延年益寿，抗衰老的作用；黄瓜中的黄瓜酶，有很强的生物活性，可以消除氧化自由基。

→ **减肥纤体：** 黄瓜中所含的丙醇二酸，可抑制糖类物质转变为脂肪，多吃黄瓜可以清脂，减轻体重。

→ **健脑安神：** 黄瓜含有维生素B_1，对改善大脑和神经系统功能有利，能安神定志。

→ **防治癌症：** 黄瓜中所含有的葫芦素C能提高人体免疫功能，还可达到抗肿瘤的目的。

❌ **禁忌人群** **脾胃虚寒、久病体虚者宜少吃。**

☺ 这样搭配最健康

黄瓜 + 木耳 = 清心明目、止渴
　　　　　　　除烦、清热利尿

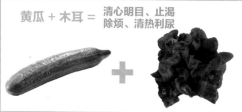

黄瓜 + 豆腐 = 滋阴润燥
　　　　　　　清肝明目

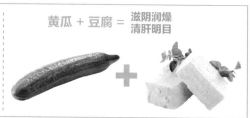

厨房小课堂

清洗黄瓜的办法

　　使用普通的洗涤剂清洗黄瓜，洗涤剂所含有的化学成分非常容易残留在黄瓜上，对健康不利。最好的办法是使用盐水或者淘米水冲洗黄瓜。但不要在水中浸泡过长时间，否则黄瓜内的维生素会大量流失，使营养价值降低，而且溶解于水的农药有可能再反渗入黄瓜中。

黄瓜拌粉丝

清热 **去火**

主料 黄瓜500克、粉丝80克。

配料 大蒜、红辣椒、盐、醋、蒸鱼豉油、香油、味精各适量。

做法

1. 把黄瓜去皮，切成长条，加入盐，放冰箱里冷置；大蒜剥皮剁成泥；红辣椒切碎。

2. 然后把黄瓜从冰箱里取出，加入蒜泥、红辣椒，适量的蒸鱼豉油、醋，再加入香油、盐、味精即可。

功效解读 此菜有清热解暑，利尿消肿之功效。适用于热毒炽盛，咽喉肿痛，小便短赤等病症。

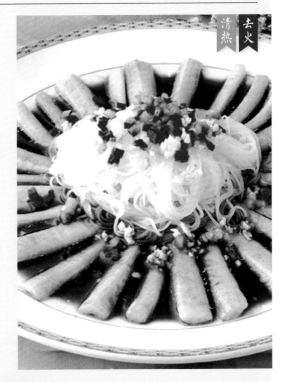

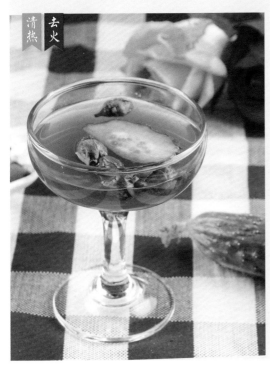

黄瓜玫瑰饮

清热 **去火**

主料 黄瓜200克、干玫瑰花10克。

配料 冰糖适量。

做法

1. 先将黄瓜洗净切成片状；干玫瑰花洗净。

2. 砂锅内加入清水烧沸后，投入玫瑰花和黄瓜，煮沸后加入冰糖，煮5分钟，倒入杯中，晾凉饮用口感更好。

功效解读 玫瑰花有活血化淤的功效，黄瓜清热生津、去火降温。此饮还有养颜美白、抗衰老的功效，适合女性饮用。

第三章 65种特效清热去火食物

57

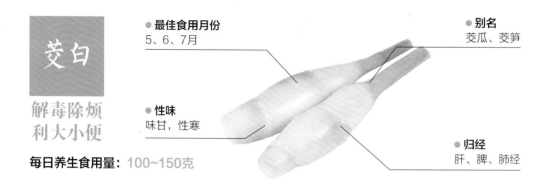

茭白

**解毒除烦
利大小便**

每日养生食用量： 100~150克

- **最佳食用月份**
  5、6、7月

- **性味**
  味甘，性寒

- **别名**
  茭瓜、茭笋

- **归经**
  肝、脾、肺经

茭白新鲜柔嫩，肉色洁白，带点甜味，有"素中之荤，菜中之肉"的美称。做凉菜食用，清新爽口，清热解暑，很有江南水乡的滋味。但茭白含草酸太多，因此烹制前最好过水焯一下。

清热去火功效

茭白甘寒，性滑而利，有利尿祛水的作用，辅助治疗小便不利等症，还能清暑、解烦、止渴。

其他养生功效

补虚健体： 茭白含较多的矿物质、蛋白质、碳水化合物、脂肪等，能补充人体所需的营养物质，补气虚，有健壮机体的作用。

美容减肥： 茭白水分含量高，热量低，食后易有饱足感，是减肥佳品；茭白中含有豆醇能清除体内的活性氧，抵制酪氨酸酶活性，可阻止黑色素生成，并且能软化皮肤表面的角质层，使皮肤润滑细腻。

解酒功效： 对于爱喝酒的人士来说，茭白含有大量有解酒作用的维生素，有很好的解酒功用。

禁忌人群 阳痿、遗精、脾胃虚寒、腹泻者。

☺ 这样搭配最健康

茭白 + 番茄 = 滋阴润燥
清肝明目

茭白 + 茄子 = 清心明目、止渴
除烦、清热利尿

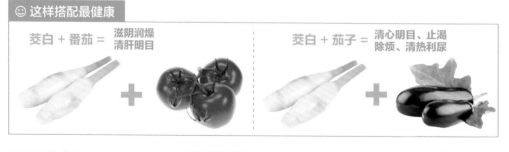

厨房小课堂

选购茭白及储存技巧

选购茭白在孕穗后期，肉质茎显著膨大，茎叶鞘中部向左右裂开，露出1厘米左右的茭肉，即所谓"露白"。茭白过期老化，肉质松软，纤维粗硬，在茭白内发生黑点不宜购买。茭白水分含量极高，放置过久容易丧失鲜味，若需保存，用纸包后再用保鲜膜包裹，放入冰箱保存即可。

柠檬茭白汁

主料 茭白250克、柠檬1个。

配料 白糖适量。

做法

1. 将茭白去皮，洗净切小块；柠檬洗净去皮，切片。

2. 将以上材料放入榨汁机，加入适量清水后，启动榨汁机，搅拌30秒，倒出来加入白糖搅拌均匀即可。

功效解读 柠檬茭白汁具有清热解暑、止渴利尿的功效，适用于夏季暑热季节，咽喉肿痛者食用。

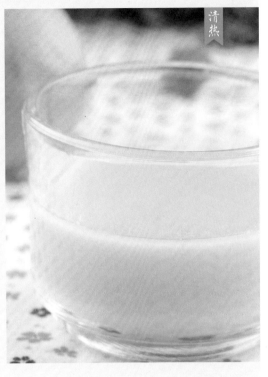

茭白鸡肉丁

主料 茭白400克、鸡肉200克、香葱50克。

配料 植物油、盐、味精、酱油、绍酒、水淀粉、葱末、姜末各适量。

做法

1. 将鸡肉洗净后，切丁，装碗内，加入水淀粉上浆；茭白剥去壳后洗净切成片；香葱取茎切段。

2. 将炒锅置于旺火上，放入油烧至七成熟时，倒入浆好的鸡丁，随即炒散后，下入绍酒、葱段、姜末、酱油炒拌均匀，再倒入茭白片，加入盐、味精，翻炒均匀即可。

功效解读 此菜具有清热补虚的作用，非常适合身体虚弱者食用。

第三章 去火食物 65种特效清热

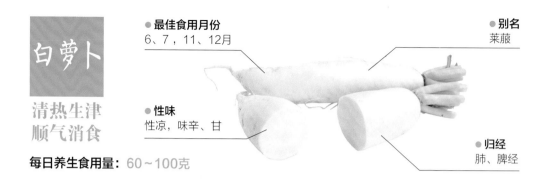

白萝卜

清热生津
顺气消食

每日养生食用量： 60~100克

● **最佳食用月份**
6、7，11、12月

● **性味**
性凉，味辛、甘

● **别名**
莱菔

● **归经**
肺、脾经

民间关于萝卜的俗语很多，"萝卜进城，医生关门"，"吃着萝卜喝着茶，气得大夫满街爬"。萝卜具有很好的保健功效，是消食化痰、清热顺气不可多得的食材。

🔍 清热去火功效

白萝卜有消食、化痰定喘、清热顺气、消肿散淤的功效，白萝卜甘润生津，能清泻心火、胃火，改善上火而引起的口腔溃疡。

🔍 其他养生功效

● **防癌抗癌：** 萝卜所含的木质素能提高巨噬细胞的活力，吞噬癌细胞。另外，萝卜所含的多种酶，能分解致癌的亚硝酸胺，有防癌作用。

● **促进消化：** 食积腹胀，消化不良，胃纳欠佳，可用生萝卜生捣汁饮用；恶心呕吐，泛吐酸水，可将白萝卜切碎蜜煎后食用。

● **缓解咽炎：** 白萝卜有治疗咽炎的作用，可以缓解咽痛、咽干等症状。

● **美容润肤：** 白萝卜有美容的作用，将白萝卜切碎捣烂取汁，加入适量清水用来洗脸，长期坚持，可使皮肤美白润滑。

⊗ **禁忌人群** 胃及十二指肠溃疡、慢性胃炎、单纯甲状腺肿及脾虚胃寒者。

☺ 这样搭配最健康

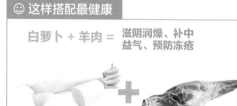

白萝卜 + 羊肉 = 滋阴润燥、补中益气、预防冻疮

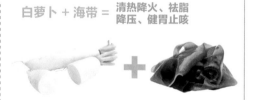

白萝卜 + 海带 = 清热降火、祛脂降压、健胃止咳

厨房小课堂

吃白萝卜的注意事项

白萝卜主泻、胡萝卜为补，因此二者最好不要同食，如果一起吃时应加些醋来调和，以利于营养吸收。吃白萝卜后半小时内不宜进食其他食物。另外，萝卜种类繁多，生吃以汁多辣味少者为好，平时不爱吃凉性食物者以熟食为宜。

上汤白萝卜

主料 白萝卜600克、枸杞子20克。

配料 葱花、姜丝、高汤、盐、淀粉、鸡精各适量。

做法

1. 白萝卜洗净切片，用沸水焯熟，放入盘中。

2. 锅中倒油，放入葱姜丝爆香，加适量高汤，用水淀粉勾芡，再加盐、鸡精调味煮沸，倒入盘中，撒入枸杞子、葱花即可。

功效解读 此汤开胃、助消化，还能滋养咽喉，化痰顺气，有效预防感冒。

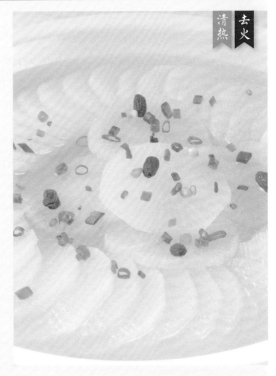

杏仁萝卜鸭肉汤

主料 白萝卜200克、罗汉果1个、杏仁25克、鸭胸肉200克。

配料 姜、盐适量。

做法

1. 鸭肉切块，放入开水锅中汆一下，捞出冲洗干净；罗汉果、杏仁洗净备用；白萝卜洗净去皮，切块。

2. 锅内烧开适量水，加入鸭肉、白萝卜、罗汉果、杏仁、姜片，待开后改文火煲约2小时，放盐调味即成。

功效解读 此汤有清热生津，止咳化痰的功效，适合冬季、春季预防咳嗽感冒食用。

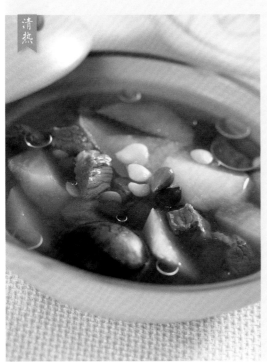

大白菜

清热除烦
益胃生津

每日养生食用量： 100~150克

● **最佳食用月份**
9、10、11月

● **性味**
味甘，性平、微寒

● **别名**
黄芽菜

● **归经**
肠、胃经

俗话说"百菜不如白菜"，白菜在冬季更是餐桌上不可缺少的一种蔬菜，味道清淡，怎么吃也不会腻人，还有清热止咳，生津润燥，防治便秘等功效。

🔍 **清热去火功效**

大白菜有清热解毒、通利肠胃、养胃生津、除烦解渴、利尿通便的功效。大白菜含水量丰富，高达95%，具有很好的清热降火功效。

🔍 **其他养生功效**

➔ **降脂防癌：** 白菜中所含的大量果胶，能帮助人体排除多余的胆固醇。白菜中还含有微量的钼，可抑制体内亚硝酸胺的生成、吸收，起到防癌作用。

➔ **减肥排毒：** 白菜水分高，所含热量极少，不至于引起热量储存，白菜富含纤维素还可以促进肠道排毒。

➔ **护肤养颜：** 空气干燥的秋冬季，常吃白菜可防治维生素C缺乏症，还可起到护肤养颜的效果。

➔ **防治便秘：** 白菜富含粗纤维，能起到润肠、促进排毒的作用又刺激肠胃蠕动，促进大便排泄。

✖ **禁忌人群** 气虚胃寒、腹泻者。

☺ **这样搭配最健康**

白菜 + 豆腐 = 滋阴润燥、清热去火	白菜 + 胡萝卜 = 清心明目、止渴除烦、清热利尿	白菜 + 五花肉 = 补充营养、预防便秘
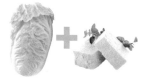	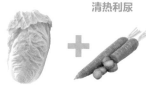	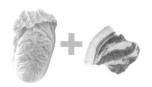

厨房小课堂

保存白菜的方法

室外保存白菜时，不要去除残叶，残叶可以自然风干，成为保有白菜里面水分的一层"保护膜"。另外，不要用纸张、塑料膜等物品单独包裹白菜，否则会加速白菜的腐烂。在清洗白菜时也有讲究，要先洗后切，不宜用煮后挤汁的方法，以避免营养素的大量损失。

泰山三美白菜豆腐汤

主料 豆腐100克、白菜70克。

配料 高汤500克、精盐适量、味精、葱、姜少许、鸡油4克，大油15克。

做法

1. 豆腐上屉蒸约10分钟取出；沥净水，切成3厘米长、2厘米宽、1.2厘米厚的片。

2. 白菜用手撕成5厘米长的劈材块；葱、姜切末。

3. 旺火坐勺，打大油，烧至五成热时，葱末、姜末炝勺；放入高汤、精盐、豆腐、白菜后烧开，撇去浮沫，加入味精，淋上鸡油即可。

功效解读 民间谚语说泰山有三美，白菜、豆腐、水，三美白菜豆腐是山东名菜，鲁菜代表菜之一。不仅味美可口，同时也有清热降火、滋阴润燥的作用，非常适合火旺者日常食用。

绿豆芽白菜饮

主料 绿豆芽50克、白菜根茎60克。

做法 将白菜根茎洗净，切片，绿豆芽洗净，同入沙锅，先用大火烧沸，再用小火煮25分钟，过滤取汁。

用法 代茶饮。

功效解读 清热生津。适用于头痛、发热、鼻塞、无汗、口干之风温证。

白菜不仅能够清热，而且含有丰富的粗纤维，可起到润肠、促进排毒的作用，同时又能够刺激肠胃蠕动，促进大便排泄，帮助消化的功能。对预防肠癌有良好作用。绿豆芽性凉味甘，不仅能清热解毒，还能起到利尿消肿的作用，二者配合，对各种热证都有很好的辅助治疗作用。

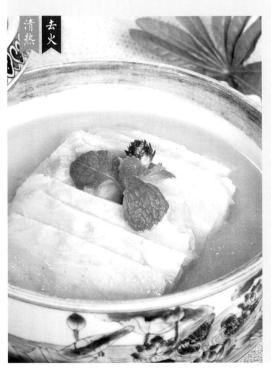

清汤酿白菜

主料 白菜500克、紫苏叶少许。

配料 清汤、盐、鸡精、香油各适量。

做法

1. 把白菜洗净，一片一片摘下来，叠加在一起，用刀切成长方形块。

2. 汤盆中放入清汤，再放入白菜，加入盐、鸡精，盖好盖放入蒸锅，用小火蒸45分钟，端出放入紫苏叶、滴入香油即可。

功效解读 白菜可以清热止渴，排毒利尿，此做法清淡少油，是春冬季节预防上火、便秘的好选择。

百合

**养阴清热
清心安神**

每日养生食用量： 30~60克

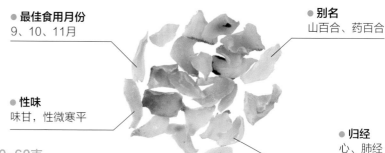

● **最佳食用月份**
9、10、11月

● **性味**
味甘，性微寒平

● **别名**
山百合、药百合

● **归经**
心、肺经

百合是著名的保健食品和常用中药，因茎由许多肉质鳞叶，片片紧紧地抱在一起，故得名"百合"，百合性微寒，具有清火、润肺、安神的功效，是滋阴润肺的佳品。

🔍 **清热去火功效**

百合有温肺止咳、润燥清热、清心安神、利大小便等功效，对热病后余热未清、虚烦、惊悸、神志恍惚、久咳等均有疗效。

🔍 **其他养生功效**

➡ **宁心安神：** 百合入心经，有清心除烦、宁心安神的作用，用于失眠多梦、心情抑郁、喜悲欲哭等病症。

➡ **润肺止咳：** 百合鲜品含黏液质，具有润燥清热作用，中医常用百合来治疗肺燥或肺热咳嗽等症常能奏效。

➡ **防癌抗癌：** 百合能促进和增强单核细胞系统的吞噬功能，提高机体的体液免疫能力，因此对多种癌症均有防治效果。

➡ **美容养颜：** 百合鲜品含黏液质及多种维生素，对皮肤新陈代谢有益，有美容养颜功效。

✖ **禁忌人群** 风寒咳嗽、虚寒出血、脾胃不佳者忌食。

😊 **这样搭配最健康**

百合 + 莲子 = 滋阴润燥
养肺去火

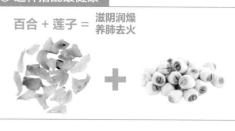

百合 + 芹菜 = 清心除烦、滋阴
润肺、清热利尿

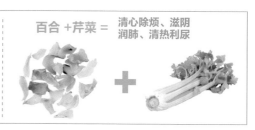

厨房小课堂

百合有一定毒性

百合是有一定毒性的植物，而且百合品种众多，有些品种有剧毒，因此不可随便采食不明品种的百合。另外，百合也不适合于所有人食用，食用前要咨询专业医生，直接接触生的球茎可能会引起皮肤瘙痒，应及时用香皂水清洗。

西芹百合

主料 百合150克、西芹200克、红青椒50克。

配料 植物油、蒜末、盐、鸡精各适量。

做法

1. 百合掰成瓣，撕去内膜，洗净；西芹洗净切成段；红青椒切丝。

2. 锅内放入植物油，油热后爆香蒜末，加入西芹、百合煸炒，再加入红青椒丝，略炒加入盐、味精调味即可出锅。

功效解读 此菜清淡爽口，并具有清热润肺、排毒去燥、润肠通便、清心安神等功效。

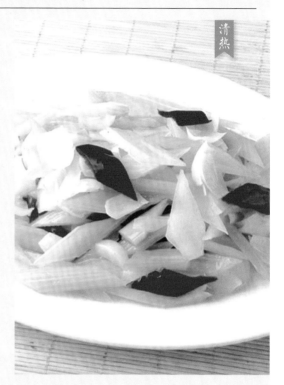

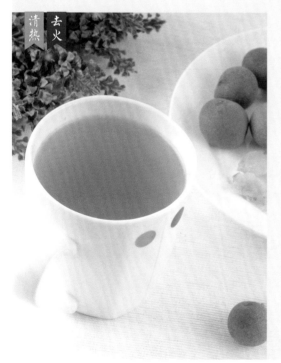

百合莲子茶

主料 鲜百合30克、莲子20克、干桂圆4个。

配料 冰糖适量。

做法

1. 鲜百合洗净，莲子去芯，干桂圆清洗一下。

2. 锅内放入水，加入干桂圆、莲子，煮20分钟后放入鲜百合，再煮沸几次后，放入冰糖溶化后稍煮片刻即可。

功效解读 此饮有润肺止咳、清心安神之功效。适用于肺热上火、虚烦惊悸、神志恍惚及食欲不佳者。

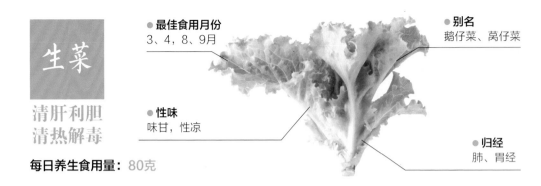

生菜

清肝利胆
清热解毒

● 最佳食用月份
3、4，8、9月

● 别名
鹅仔菜、莴仔菜

● 性味
味甘，性凉

● 归经
肺、胃经

每日养生食用量： 80克

生菜因更适合生食而得名生菜。生菜质地脆嫩，口感鲜嫩清香。在肉食量明显增加的现代生活中，适当多吃生菜可以清热利尿、降脂减肥。

清热去火功效

生菜性凉，有清热爽神、清肝利胆、养胃的功效。生菜富含大量水分和膳食纤维素、B族维生素，具有清热消炎的作用，对口腔上火溃疡有很好的去火疗效。

其他养生功效

● **缓解油腻：** 生菜富含水分和维生素、膳食纤维素，可以缓解过量食用肉类的油腻，还能促进消化肠道的通畅。

● **防治癌症：** 生菜中含有的一种物质能有效地抑制一些脏器的癌变，包括胃、肝、大肠等重要脏器。

● **清洁血液：** 生菜对于胆汁的形成有促进作用，并且可以为血液消毒。

● **缓解便秘：** 生菜中丰富的膳食纤维、水分，能够促进肠道蠕动，缓解上火所引起便秘。

✖ 禁忌人群　尿频、胃寒之人应慎食。

☺ 这样搭配最健康

生菜 + 大蒜 = 清热解毒、提高人体免疫力

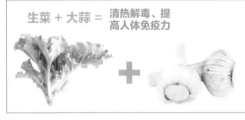

生菜 + 豆腐 = 清肝利胆、滋阴补肾、增白皮肤

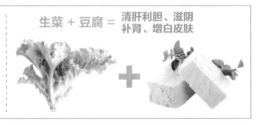

厨房小课堂

生菜生吃要注意消毒

人体健康必需的某些生物活性物质碰到55℃以上的温度就会变性失活，丧失功能。生吃生菜更健康，但要清洗干净，提防"病从口入"。吃前最好用果蔬专用洗涤剂清洗，防止农药残留。做菜前要清洁、消毒，生熟食品要分开放，蔬菜、肉类要分开清洗，避免交叉感染等。凉拌生菜时，加上醋、蒜和姜末，既能调味，又能杀菌。

蒜蓉生菜

主料 生菜500克。

配料 蒜末、蚝油、料酒、白糖、淀粉、味精适量。

做法

1. 把生菜老叶去掉，清洗干净。锅中放水，水开后放生菜，略微焯水，过凉水捞出沥干。

2. 锅中放油，加蒜末炒一炒，加蚝油、料酒、白糖、味精，翻炒，淀粉勾芡，淋香油，浇在生菜上即可。

功效解读 大蒜有杀菌、消炎和降血糖的作用，生菜可以清热止渴，利尿通便。

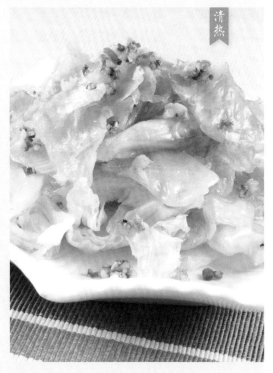

清热

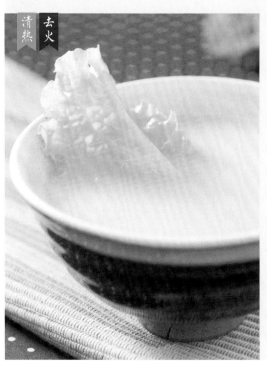

清热 去火

生菜豆浆

主料 黄豆60克、生菜80克。

配料 蜂蜜适量。

做法

1. 提前将黄豆浸泡；将生菜叶洗净、切开，放入豆浆机内。

2. 加入黄豆和适量清水，选择"果蔬豆浆"，开机搅拌。

3. 根据自己的口味添加适量的蜂蜜即可饮用。

功效解读 夏季饮用清凉解渴，能有效安抚夏暑带来的烦躁情绪，以及炎热天气带来的各类身体不适。

番茄

生津止渴
健胃消食

每日养生食用量： 100～150克

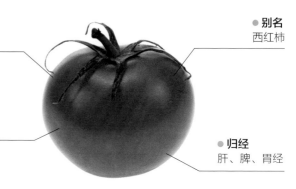

● **最佳食用月份**
5、6、7月

● **性味**
性微寒，味甘、酸

● **别名**
西红柿

● **归经**
肝、脾、胃经

番茄色泽鲜红，口感酸甜，它既含有丰富多样的营养，又有着美观迷人的外形。番茄能够增强食欲，还可解暑热，帮助消化，有多种保健功用，被誉为"水果型的蔬菜"。

🔍 清热去火功效

番茄有生津止渴、健胃消食、清热解毒功效。对热性病口渴、过食油腻厚味所致的消化不良、中暑、胃热口苦等病症有治疗效果。

🔍 其他养生功效

➲ 抗癌功效： 番茄中含有的番茄红素具有独特的抗氧化能力，能清除自由基，保护细胞，使脱氧核糖核酸及基因免遭破坏，能阻止癌变进程，如

前列腺癌、直肠癌、口腔癌、乳腺癌等。

➲ 减肥瘦身： 番茄热量低，富含膳食纤维，另外番茄中的茄红素可以降低人体热量的摄入，减少脂肪积聚。

➲ 祛斑美容： 番茄中含有丰富的谷胱甘肽，其可抑制黑色素，另外番茄含有胡萝卜素和番茄红素，有助于展平皱纹，使皮肤细嫩光滑。

✖ 禁忌人群 急性肠炎、菌痢及溃疡活动期病人不宜食用。

☺ 这样搭配最健康

番茄 + 鸡蛋 = 营养加倍、美容、抗衰老

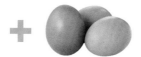

番茄 + 豆腐 = 清心润燥、提高免疫力

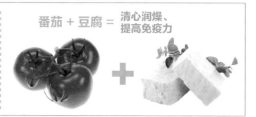

厨房小课堂

吃番茄的错误方式

空腹时吃番茄不利于健康。番茄中含有大量可溶性收敛剂等成分，与胃酸发生反应，凝结成不溶解的块状物，容易引起胃肠胀满、疼痛等不适症状。吃未熟的番茄也是不对的，不宜吃未熟的番茄，因为它含有生物碱甙，食用后轻则口腔感到苦涩，重时还会有中毒现象。

番茄炒菜花

去火

主料 番茄2个、菜花250克、豌豆粒50克。

配料 葱花、味精、盐、胡椒粉各适量。

做法

1. 番茄洗净，切小块；菜花洗净，掰块。用沸水焯一下。

2. 烧热锅下油，烧至八成热，下葱花爆炒后，加入菜花、番茄翻炒，再加入豌豆粒，炒熟后加入盐、胡椒粉、味精调味即可。

功效解读 番茄性微寒，能生津止渴，凉血平肝，菜花有清热解毒、健脑益肾的作用。

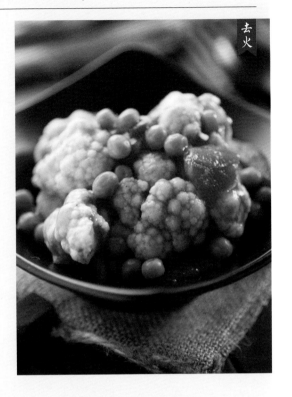

番茄西瓜汁

清热 去火

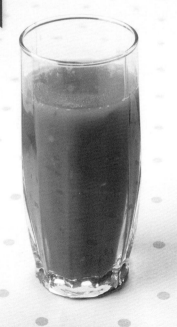

主料 番茄150克、西瓜200克。

配料 白糖少许。

做法

1. 番茄洗净，切成丁；西瓜挖瓤，去掉籽。

2. 将所有的材料放入果汁机内搅打1分钟，倒入杯子中，加入白糖搅拌均匀。

功效解读 番茄西瓜汁具有滋阴润燥、清肺去火、润肠通便的功效。

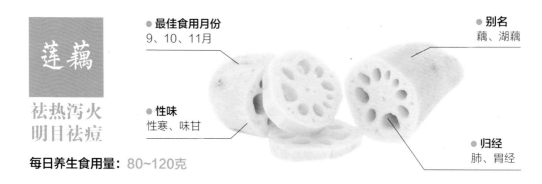

莲藕

祛热泻火
明目祛痘

每日养生食用量： 80~120克

● 最佳食用月份
9、10、11月

● 性味
性寒、味甘

● 别名
藕、湖藕

● 归经
肺、胃经

莲藕原产于印度，后来引入我国，迄今有3000余年了。清雅的莲花一身是宝，根部的莲藕更是佳蔬，素来受到中国人的喜爱，常吃具有消食止泻，开胃清热，滋补养性的功效。

清热去火功效

莲藕有养阴清热、润燥止渴、清心安神的作用。生吃莲藕，甘凉入胃，可生津解渴、散淤清热、凉血止呕，能防止胃火、肺火。

其他养生功效

→ **健脾开胃：** 莲藕中散发出一种独特清香，含有鞣质，具有一定健脾止泻作用，能增进食欲，促进消化，开胃健中，有益于胃纳不佳，食欲不振者。

→ **益血生肌：** 中医称莲藕"主补中养神，益气力"，因为莲藕的营养价值很高，富含铁、钙等微量元素，植物蛋白质、维生素以及淀粉含量也都很丰富，有明显的补益气血，增强人体免疫力作用。

→ **止血散淤：** 莲藕含有大量的单宁酸，具有收缩血管、止血的作用，可用来凉血。

→ **缓解便秘：** 莲藕含有大量的维生素C和食物纤维素，能促进肠道蠕动，缓解便秘。

☺ 这样搭配最健康

莲藕 + 大枣 = 滋阴润燥、润肺止咳、养血养颜

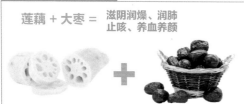

莲藕 + 猪肉 = 滋阴血健脾胃

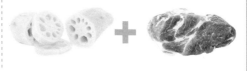

✕ 禁忌人群　胃病、十二指肠溃疡者。

厨房小课堂

如何挑选莲藕

挑选莲藕，要挑选外皮呈黄褐色，肉肥厚而白的，如果莲藕表皮发黑，有异味，则不宜购买。选择藕节短、藕身粗的为好，从藕尖数起第二节藕最好。用金属刀切莲藕，莲藕的剖面一般会变黑，可以选择用竹刀或者塑料刀会好些。也可以在莲藕切片后立刻放入清水中浸半分钟再烹制，这样不易变黑。

莲藕柠檬苹果汁

主料 莲藕100克、苹果1个、柠檬2片。

配料 冰糖适量。

做法

1. 苹果洗净，去核切块；莲藕洗净，切块。

2. 将以上材料放入榨汁机，加入适量清水后，启动榨汁机，搅拌30秒，倒出来加入冰糖，挤入柠檬汁搅拌均匀即可。

功效解读 此果蔬汁具有养阴清热、润燥止渴、清心安神的作用，可以清肺火、胃火。

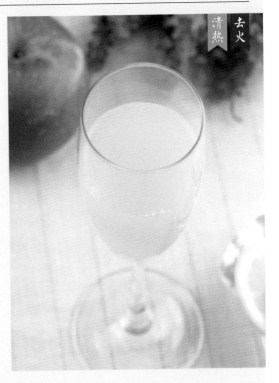

清热 去火

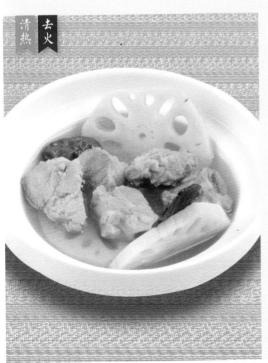

清热 去火

莲藕红枣排骨汤

主料 莲藕150克、排骨100克、红枣3个。

配料 蒜片、盐各适量。

做法

1. 红枣洗净，去核；排骨洗净，在沸水中煮，撇去浮沫；莲藕去皮，切成薄片。

2. 锅中加适量水煮沸，加入盐，放入排骨、莲藕、红枣、蒜片，用小火炖1.5小时即可。

功效解读 此菜营养丰富，具有滋阴养肝、清热除烦、和胃益脾的功效。

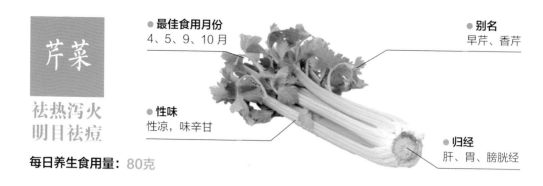

芹菜

祛热泻火
明目祛痘

最佳食用月份
4、5、9、10月

性味
性凉，味辛甘

别名
早芹、香芹

归经
肝、胃、膀胱经

每日养生食用量： 80克

芹菜现在普遍受到人们的喜爱，芹菜的食疗价值也受到人们越来越多的重视。芹菜不仅可以清热除烦，常吃还可以降压降脂，并利于女性减肥。

清热去火功效

芹菜有清热利湿，平肝健胃的功效，具清肝热、清胃热、通血脉、健齿润喉、润肺止咳的效果。体内热盛、食欲不佳、湿热体质者均可常食用。

其他养生功效

平肝降压： 芹菜含有大量的钾，钾有降压的作用，另外，芹菜含酸性的降压成分，对动物静脉注射有明显的降压作用。

养血补虚： 芹菜含铁量较高，有补血作用能补充妇女经血的损失，常食用能避免皮肤苍白、干燥、面色无华，而且可使目光有神，头发黑亮。

防癌抗癌： 芹菜是高纤维食物，经肠内消化作用产生一种木质素或肠内脂的物质，高浓度时可抑制肠内细菌产生的致癌物质，还可以促进排便，减少致癌物与结肠黏膜的接触达到预防结肠癌的目的。

禁忌人群 脾胃虚寒、血压偏低者。

☺ 这样搭配最健康

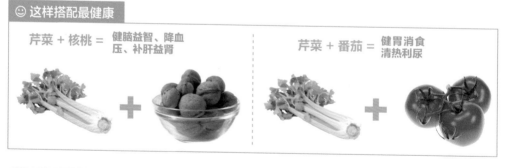

芹菜 + 核桃 = 健脑益智、降血压、补肝益肾

芹菜 + 番茄 = 健胃消食清热利尿

厨房小课堂

备孕期的男性不宜多吃芹菜

芹菜特殊的气味很吸引人的食欲，但男性多吃芹菜会抑制睾丸酮的生成，减少精子数量，因此建议那些准备生育宝宝的男性不要多吃芹菜。

芹菜拌香干

主料 芹菜带叶200克、香干50克。

配料 白糖、香油、生抽、盐各适量。

做法

1. 将芹菜挑选清洗干净，切长段，放沸水锅中烫一下立刻捞出摊开晾凉，沥水。

2. 将香干放沸水锅中烫一下，捞出切条，撒在芹菜段上，加入生抽、香油、白糖、盐等拌匀即可。

功效解读 此菜清凉适口，味道鲜美，还可清热止渴，降压，预防便秘。

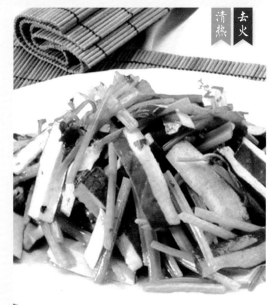

清热 去火

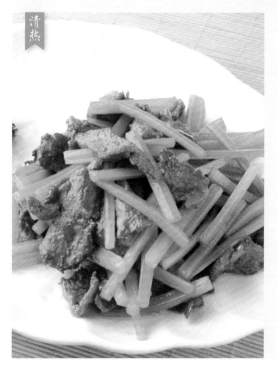

清热

芹菜炒肉片

主料 猪里脊肉150克、芹菜200克。

配料 淀粉、生抽、盐、胡椒粉、味精各适量。

做法

1. 猪里脊肉洗净，切片，用淀粉、生抽、味精、胡椒粉上浆；锅中放入油，炒熟后盛出备用。

2. 芹菜洗净，切段；锅中放入少许油，烧热后下入芹菜煸炒快熟后，再放入炒好的猪肉，加盐略炒即可。

功效解读 芹菜有清热、解渴、利水、消肿的功效，猪肉富含蛋白质，此菜营养丰富，适合清热减肥。

第三章 65种特效清热去火食物

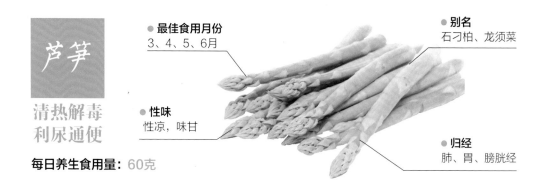

芦笋

清热解毒
利尿通便

每日养生食用量：60克

● **最佳食用月份**
3、4、5、6月

● **性味**
性凉，味甘

● **别名**
石刁柏、龙须菜

● **归经**
肺、胃、膀胱经

芦笋风味鲜美，柔嫩可口，烹调时切成薄片，炒、煮、炖、凉拌均可。经常食用芦笋可消除疲劳，增进食欲，降低血压，改善心血管功能，提高机体免疫力，是一种高营养保健蔬菜。

🔍 清热去火功效

中医认为芦笋性寒，有清热解毒功效，能清降胃热、胃火。芦笋中含有B族维生素，可以起到防治口腔溃疡的作用。

🔍 其他养生功效

➡ **降低血糖：**芦笋所含香豆素等成分有降低血糖的作用，中老年2型糖尿病患者应经常服食芦笋制品。

➡ **防治癌症：**芦笋中含有天门冬酰胺，能抑制癌细胞生长，还有防止癌细胞扩散的功能，尤其对于白血病患者。

➡ **清热利尿：**对于平时易上火或者高血压患者人群来说，芦笋能清热利尿，降低血压。

➡ **减肥瘦身：**芦笋热量低，富含维生素和膳食纤维素，能促进肠道蠕动，减少脂肪吸收，有一定的减肥功效。

❌ **禁忌人群** 痛风和尿酸偏高患者。

😊 这样搭配最健康

芦笋 + 百合 = 滋阴润燥
清肝明目

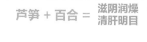

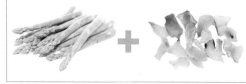

芦笋 + 虾仁 = 补肾清虚火、通乳
抗毒、开胃化淤

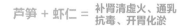

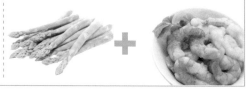

厨房小课堂

食用芦笋的注意事项

芦笋不宜生吃，存放不宜超过1周，应低温避光保存。芦笋中的叶酸很容易被破坏，因此若用来补充叶酸应避免高温烹煮，最佳的食用方法是用微波炉小功率热熟。

芦笋煸炒虾仁

主料 芦笋250克、虾仁100克。

配料 味精、葱花、盐、植物油、淀粉各适量。

做法

1. 芦笋切成长段，用开水焯一下；虾仁洗净，挑去虾线。
2. 锅置火上，倒入油，八成热时放入葱花爆香，加入虾仁煸炒，再放入芦笋段煸炒，最后放入盐、味精、淀粉勾芡即可。

功效解读 芦笋能清热解毒、利尿、润肠通便，虾仁可以滋阴补肾。

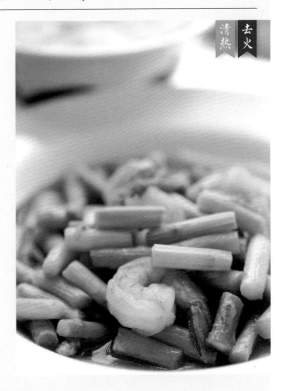

清热 去火

冰镇芦笋

主料 黄瓜1根、西芹100克、芦笋150克。

配料 冰渣、盐、葱花、姜片、鸡精各适量。

做法

1. 黄瓜洗净去皮；芦笋去皮，留嫩芯；西芹切段。
2. 锅中加水、葱段、姜片、盐煮沸后，将西芹段、芦笋依次放入焯水；黄瓜、西芹放在准备好的盘子底部，芦笋放在上边；倒入碎冰即可。

功效解读 西芹、黄瓜富含膳食纤维和维生素，具有生津止渴、润肠通便的功效；芦笋富含矿物质和维生素，能够提高免疫力，还有清热的作用。

山药

滋肾益精
清除虚火

每日养生食用量： 100克

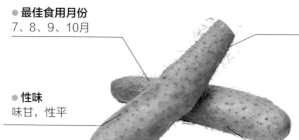

● **最佳食用月份**
7、8、9、10月

● **性味**
味甘，性平

● **别名**
淮山药、薯蓣

● **归经**
脾、肺、肾经

如今山药早已是人所共知的滋补佳品。一年四季都可食用山药，春吃山药健脾，夏吃山药化积，秋吃山药补肺，冬吃山药则益气。吃山药可以滋阴益五脏，清体内虚火。

🔍 清热去火功效

中医认为山药有益胃补肾、固肾益精、聪耳明目、强健机体的作用。山药可以防治肾气不足而引发的阴虚之火。

🔍 其他养生功效

➡ **延年益寿：** 山药具有很多保健功效，能益志安神、延年益寿、补中益气。因为山药含有大量的黏液蛋白、维生素及微量元素，能有效阻治血脂

在血管壁的沉淀，预防心血疾病等。

➡ **防治动脉粥样硬化：** 山药黏液里所含的黏蛋白是一种多糖蛋白质的混合物，对人体具有特殊的保健作用，能防治脂肪沉积在心血管上，保持血管弹性，阻止动脉粥样硬化发生。

➡ **降低血糖：** 现代医学研究表明，山药含有黏液蛋白，有降低血糖的作用，可用于治疗糖尿病。

❌ **禁忌人群**　感冒、大便燥结者及肠胃积滞者。

😊 这样搭配最健康

山药 + 鸭肉 = 滋阴补肾 清热止咳

山药 + 莲子 = 清心除烦、养心 健脾、止泻益肾

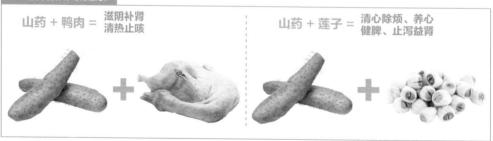

厨房小课堂

切山药手痒怎么办

山药黏液中含有容易过敏的酶，切山药时可以戴手套。发生过敏手痒后，可用细盐搓洗接触山药的手几分钟，然后用清水洗净。或者用温水兑一些醋洗一洗，利用酸碱中和的原理，然后再用纸巾擦下即可。

山药青黄豆浆

主料 山药100克，青豆、黄豆各40克。

配料 冰糖适量。

做法

1. 将青豆和黄豆分别在水中浸泡8小时；山药洗净去皮，切成小段。

2. 将上述食材放到豆浆机中，加入清水，按下相关功能键。滤去豆渣，调入冰糖，搅拌均匀即可饮用。

功效解读 山药能补胃益肾，健脾止泻，黄豆健脾利湿，益血补虚，青豆能延缓衰老，降低心脏病和癌症发生的概率。

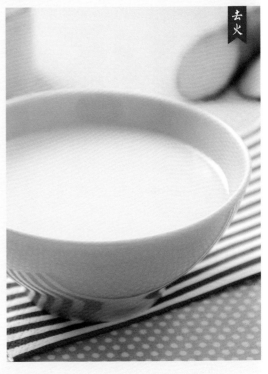

去火

茄汁山药

清热 去火

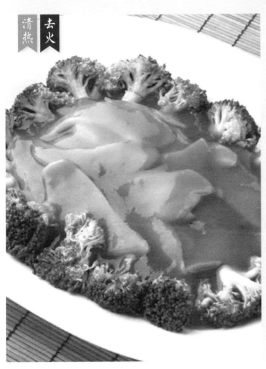

主料 山药300克、西兰花150克、番茄酱50克。

配料 蒜末、盐、鸡精各适量。

做法

1. 山药一小段，去皮洗净，然后切片，将山药片放入开水中焯15分钟后捞出；西兰花洗净，摘小朵，焯水后备用。

2. 热锅放油，放入蒜末爆香后加入水、番茄酱，略炒，加盐、鸡精调味搅拌均匀后，放入山药片，熟后放入盘中摆放整齐，将西兰花点缀在边上。

功效解读 西兰花有清热解渴、排毒降脂的功效，山药有补虚益气，滋阴补肾，延年益寿等功效。

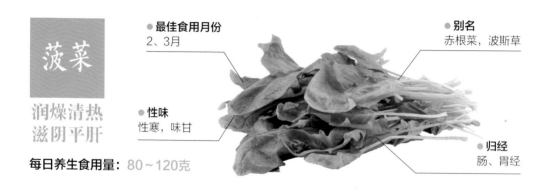

菠菜

润燥清热
滋阴平肝

每日养生食用量： 80~120克

- **最佳食用月份**
2、3月

- **性味**
性寒，味甘

- **别名**
赤根菜，波斯草

- **归经**
肠、胃经

菠菜原产于波斯，在唐朝时传入我国，因此有"波斯草"之名。菠菜营养丰富，茎叶柔软滑嫩、味美色鲜，有清热润燥、滋阴平肝的功效，被称为"蔬菜之王"。

🔍 清热去火功效

菠菜有润燥清热、下气调中、补血止血、滋阴平肝、助消化的功效。菠菜擅于清理肠胃热毒，还可防治便秘。

🔍 其他养生功效

➡ **养护皮肤：** 菠菜提取物具有促进培养细胞增殖的作用，能增强青春活力。用菠菜捣烂取汁，每周洗脸数次，连续使用一段时间，可清洁皮肤毛孔，减少皱纹及色素斑。

➡ **保护视力：** 菠菜中所含的胡萝卜素，在人体内转变成维生素A，能维护正常视力，还能促进儿童生长发育。

➡ **缓解疲劳：** 菠菜中含有丰富的镁，人体缺乏镁就会感到疲乏。镁在人体内的作用是将肌肉中的碳水化合物转化为可利用的能量，所以吃些菠菜可缓解疲劳。

❌ **禁忌人群** **大便稀溏、肠胃虚寒、肾结石和腹泻患者。**

☺ 这样搭配最健康

菠菜 + 猪肝 = **清热解毒、提高人体免疫力**

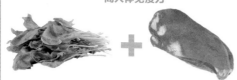

菠菜 + 大蒜 = **清肝利胆、滋阴补肾、增白皮肤**

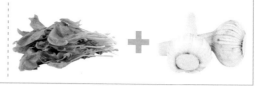

厨房小课堂

菠菜的正确吃法

很多人习惯将菠菜洗净切段后，放入锅内单炒或与肉同炒，这种做法非常不正确。菠菜含有草酸和钙，二者结合生成沉淀物草酸钙，不能被人体吸收。因此在炒菠菜时，先用沸水把菠菜烫一下捞出沥去水再炒，可消除大部分草酸。

鸡蛋炒菠菜

主料 菠菜250克、鸡蛋4个。

配料 葱、姜、盐、鸡精各适量。

做法

1. 菠菜洗净，锅中加水烧开，菠菜焯水沥干；葱、姜均切成丝；鸡蛋打破，倒入碗中加少许盐搅拌均匀。

2. 锅中加入油，倒入鸡蛋，炒熟，取出备用。锅中再倒入油，放入葱丝、姜丝爆香，加入菠菜煸炒断生后，倒入鸡蛋略微炒一下即可。

功效解读 菠菜有滋阴润燥，生津止渴的功效，还可预防便秘，鸡蛋营养丰富，可弥补菠菜营养的不足。

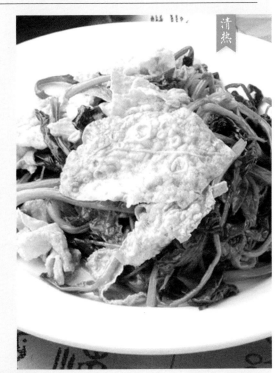

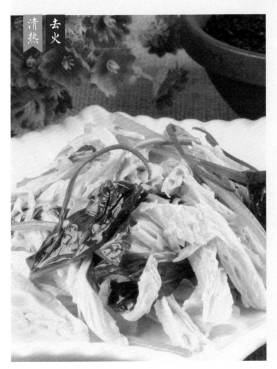

菠菜拌腐竹

主料 菠菜300克、腐竹100克。

配料 盐、鸡粉、海鲜酱油、醋、香油、盐、蒜蓉各适量。

做法

1. 先把菠菜洗净，下入放了盐的开水锅中烫熟，取出过凉水沥干。

2. 将腐竹用沸水泡好，斜刀切块，与菠菜一起装盘，根据自己的口味调入调料搅拌均匀即可。

功效解读 此菜具润燥养阴，健脾助食的功效。对于胃肠燥热、胃上火、食欲不振者有一定的食疗作用。

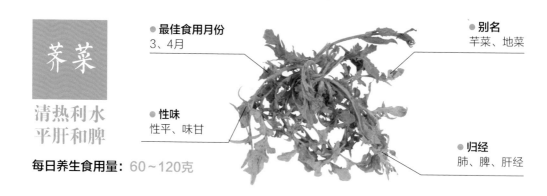

荠菜

清热利水
平肝和脾

- **最佳食用月份**
3、4月

- **性味**
性平、味甘

- **别名**
芊菜、地菜

- **归经**
肺、脾、肝经

每日养生食用量： 60～120克

荠菜是一种深受人们喜爱的野菜，不仅味美可口，而且营养丰富，含有蛋白质、脂肪、膳食纤维、胡萝卜素、B族维生素、钙、磷、铁、钾等成分，其中钙含量超过豆腐，胡萝卜素含量与胡萝卜相仿。

🔍 清热去火功效

荠菜有清热利水，平肝和脾，消肿止血，明目的功效。荠菜有很高的药用价值，对感冒发热、上火、目赤肿疼均有疗效。

🔍 其他养生功效

➡️ **降压降脂：** 荠菜含有乙酰胆碱、谷甾醇、季胺化合物，这些物质不仅可以降低血及肝中的胆固醇和甘油三酯的含量，还能起到降低血压、防治动脉硬化的作用。

➡️ **消炎抗菌：** 荠菜含的橙皮甙能够消炎抗菌，有增加体内维生素C含量的作用，还能抗病毒。常吃荠菜可以预防和治疗麻疹、感冒以及预防流行性脑脊髓膜炎。

➡️ **防癌抗癌：** 荠菜中含有抗癌作用的二硫酚硫酮，可防止硝酸盐和亚硝酸盐在消化道中转变成致癌物质亚硝胺，有效预防胃癌、食管癌。

❌ **禁忌人群** 体质虚寒者。

☺ 这样搭配最健康

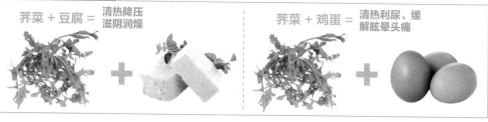

荠菜 + 豆腐 = **清热降压滋阴润燥**

荠菜 + 鸡蛋 = **清热利尿、缓解眩晕头痛**

厨房小课堂

食用荠菜的三点注意

1.挑选荠菜，要选择不带花的比较新鲜。

2.荠菜草酸含量高，食用前要焯水。

3.荠菜不宜久烧久煮，时间过长会破坏其营养成分，也会使颜色变黄。

马齿苋荠菜汁

主料 鲜马齿苋、鲜荠菜各200克。

配料 盐适量。

做法

1. 把马齿苋、荠菜洗净，在温开水中浸泡30分钟，取出后连根切碎，放到榨汁机中，榨成汁，备用。

2. 把榨汁后的马齿苋、荠菜渣用温开水浸泡10分钟，重复绞榨取汁。合并两次的汁，过滤，放在锅里，用小火煮沸，加盐调味即可。

功效解读 此汁有补虚益气、健脑益智、清热降压的功效。

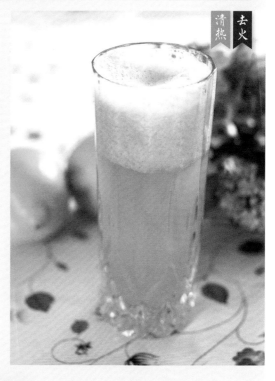

清热 去火

荠菜小米米糊

主料 荠菜60克、小米30克、大米40克。

配料 盐适量。

做法

1. 大米洗净，用清水浸泡2小时；荠菜洗净，切碎；小米洗净备好。

2. 将以上食材全部倒入豆浆机中，加水至上、下水位线之间，按下"米糊"键。

3. 米糊煮好后，豆浆机会提示做好；倒入碗中后，加入适量的盐，即可食用。

功效解读 荠菜富含多种维生素，有预防感冒发热的作用。此米糊还能防治上火引起的口腔溃疡。

第三章 去火食物 65种特效清热

81

荸荠

**清热泻火
凉血解毒**

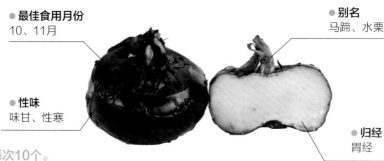

● **最佳食用月份**
10、11月

● **性味**
味甘、性寒

● **别名**
马蹄、水栗

● **归经**
胃经

每日养生食用量： 每次10个。

荸荠也叫马蹄，皮色紫黑，肉质洁白，味甜多汁，清脆可口，含有丰富的营养，具有很好的养生效果。因为有水果的味道，因此还有"地下雪梨"的美誉。

🔍 清热去火功效

荸荠是寒性食物，有清热泻火、凉血解毒、利湿化痰、消食除胀的功效。既可清热生津，又可补充营养，最宜用于发热病人。

🔍 其他养生功效

● **促进生长发育：** 荸荠中含的磷是根茎类蔬菜中较高的，能够促进人体生长发育，维持生理功能的需要，对牙齿骨骼的发育也有很大好处。

● **利肠化积：** 荸荠含有膳食纤维素、粗蛋白、淀粉，能促进大肠蠕动。荸荠所含的粗脂肪有滑肠通便作用，可以治疗便秘。

● **生津止渴：** 荸荠鲜嫩多津，可疗热病津伤口渴之症，糖尿病患者口渴可以食用。

● **通淋利尿：** 荸荠水煎汤汁能利尿排淋，对于小便淋沥涩痛者有一定治疗作用。

● **抗菌抗病毒：** 研究发现荸荠含有一种抗病毒物质，可用来抑制流脑、流感病毒感染等。

✖ 禁忌人群 **脾胃虚寒、血淤者。**

☺ 这样搭配最健康

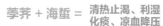
荸荠 + 海蜇 = 清热止渴、利湿
化痰、凉血降压

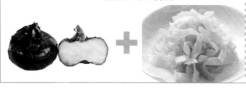

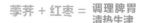
荸荠 + 红枣 = 调理脾胃
清热生津

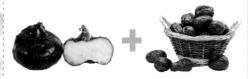

厨房小课堂

不宜生吃荸荠

荸荠生长在泥中，外皮和内部都有可能附着较多的细菌和寄生虫，因此建议最好是洗净煮透后食用。可用于炒、烧或做馅心，如"荸荠雪梨羹"、"荸荠炒虾仁"、"荸荠炒鸡丁"等。咳嗽发热、感冒发热时均可多吃荸荠。

红枣荸荠汤

主料 荸荠2个、红枣3个、豆腐皮30克。

配料 蜂蜜适量。

做法

1. 荸荠洗净，去皮；红枣洗净去核；豆腐皮切丝。

2. 砂锅中加入适量清水，放入以上材料，煮35分钟，最后调入少许蜂蜜即可。

功效解读 荸荠性寒，有清热利尿的功效，还可以降低血压、血脂，红枣滋阴补血。

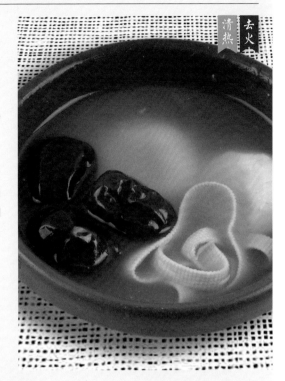

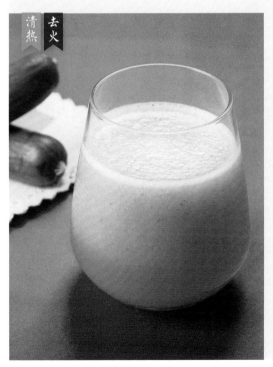

哈密瓜黄瓜荸荠汁

主料 哈密瓜50克、黄瓜70克、荸荠60克。

配料 白糖适量。

做法

1. 哈密瓜洗净去皮切块；黄瓜洗净切块；荸荠洗净去皮切块。

2. 将上述材料放入榨汁机，加矿泉水后搅拌30秒，加入白糖搅拌均匀即可。

功效解读 荸荠能够清热化痰，有效防治肺热咳嗽，此果蔬汁有除燥止渴、滋润皮肤、美容养颜的功效。

茼蒿

清热利尿
化痰止咳

每日养生食用量： 60~100克

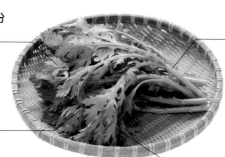

● **最佳食用月份**
4、5月

● **性味**
性温，味甘涩

● **别名**
春菊、茼蒿菜

● **归经**
肝，肾经

茼蒿清气甘香，鲜香嫩脆，其花很像野菊，又有蒿之清气、菊之甘香，别名也叫菊花菜。茼蒿含有丰富的营养物质，可以养心安神、稳定情绪、理气开胃。

🔍 清热去火功效

茼蒿有化痰止咳、清利头目、和中健胃的功效，茼蒿还含挥发油、胆碱、蛋白质、多种氨基酸，可用于痰热咳嗽、肝热头昏目眩、小便不利等。

🔍 其他养生功效

➲ **化痰止咳：** 食用茼蒿对咽喉部有良好的湿润和物理治疗作用，有利于局部炎症治愈，并能解除局部痒感，从而阻断咳嗽反射。

➲ **利尿消肿：** 茼蒿能清除体内毒素和多余的水分，促进血液和水分新陈代谢，有利尿、消水肿作用。

➲ **祛脂降压：** 茼蒿富含钙、钾、镁等矿物质，常食茼蒿可预防动脉粥样硬化或某些心血管病。

➲ **安神除烦：** 茼蒿富含膳食纤维素和维生素，可调节新陈代谢，茼蒿特殊的芳香味道，可起到镇静安神的作用。

⊗ **禁忌人群** **脾虚腹泻者。**

😊 这样搭配最健康

茼蒿 + 鸡蛋 = **滋阴润燥**
补肝明目

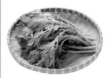 +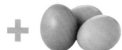

茼蒿 + 腰果 = **增进食欲**
预防便秘

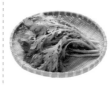 +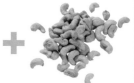

厨房小课堂

烹制茼蒿的建议

茼蒿烹制方法很多，但最适宜与荤菜共烹，如猪肉、牛肉、鸡肉等，此外，凉拌和炒也是不错的吃法。值得注意的是，茼蒿易熟，炒制时需用猛火快炒，这样可以减少其营养流失量，也不容易失去原本的口味。

茼蒿羹

主料 茼蒿400克、枸杞子适量。

调料 香油、淀粉、盐各适量。

做法

1. 先将茼蒿摘去老叶，洗净，入滚开水中焯过，捞出沥干，切碎。
2. 锅内加入适量水，放入茼蒿，煮10分钟后，再加入香油、盐、淀粉拌匀，撒入枸杞子即可。

功效解读 此羹有助消化，具有安心神，健脾胃，助消化的功效。

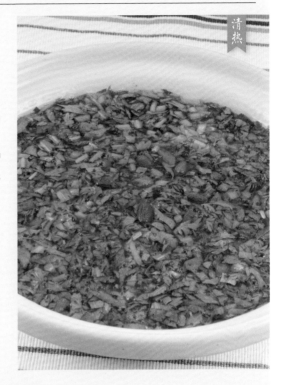

清热

肉丝拌茼蒿

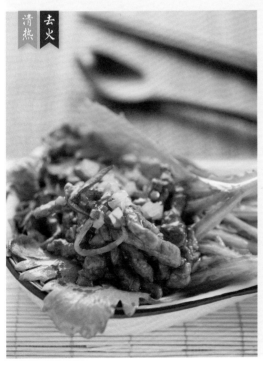

清热 去火

主料 茼蒿300克、猪肉60克、彩椒20克。

配料 香油、蒜末、生抽、盐各适量。

做法

1. 先将茼蒿摘去老叶，洗净放入盘中；猪肉切丝；彩椒切丝。
2. 锅内放入油，加入蒜末爆香，放入肉丝，煸炒，直到肉丝变色快成熟时，放入调料出锅，装入盘中茼蒿上，撒入彩椒丝即可。

功效解读 荤素搭配营养更丰富全面，具健脾胃，助消化的功效。

第三章 去火食物 65种特效清热

空心菜

清热消炎
利尿通便

每日养生食用量: 80克

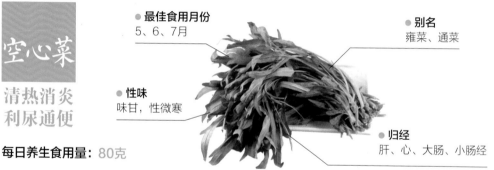

● **最佳食用月份**
5、6、7月

● **别名**
雍菜、通菜

● **性味**
味甘,性微寒

● **归经**
肝、心、大肠、小肠经

空心菜因其梗中心空而得名。5、6月份是吃空心菜最好的季节,此时的空心菜,不但脆嫩多汁、味道鲜美,更是清热去火、润肠解毒的最好蔬菜。

🔍 清热去火功效

空心菜性寒,富含维生素C、B族维生素,有清热消炎、利尿通便的作用。

🔍 其他养生功效

➡ **排毒功效:** 现代营养学发现,空心菜中粗纤维含量极为丰富,由纤维素、木质素和果胶等组成,木质素能提高巨噬细胞吞食细菌的活力,杀菌消炎,果胶能加速体内有毒物质排泄。

➡ **通便防癌:** 空心菜富含膳食纤维素,可加速排便,对防治便秘及肠道癌变有积极的作用。

➡ **降低血糖:** 空心菜富含维生素C、胡萝卜素、钙、镁等,能降低血糖,可作为糖尿病患者的食疗佳蔬。

❌ **禁忌人群** **脾胃虚寒、大便溏泄、体质虚弱、血压偏低者。**

☺ 这样搭配最健康

空心菜 + 菠菜 = 凉血解毒、缓解
便秘、消食除胀

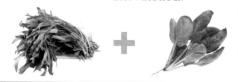

空心菜 + 胡萝卜 = 清热利尿
预防衰老

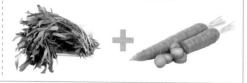

厨房小课堂

食用空心菜须知

烹制空心菜时加热时间不恰当,会使空心菜颜色变差,营养受损。最好把茎和嫩叶分开吃,茎可以切成丁,与黄豆、豆渣等一起炒,口感独特,营养丰富;嫩叶适合急火快炒和凉拌,搭配腐竹、豆腐、鱼、肉末、芝麻酱等能使营养搭配更为合理。此外,空心菜性寒滑利,凉拌或清炒空心菜时,最好放点大蒜,因大蒜能佐治寒凉。

大蒜炒空心菜

清热 去火

主料 空心菜200克、大蒜3瓣。

调料 植物油、盐、味精各适量。

做法

1. 将空心菜择洗干净，用开水焯一下；大蒜去皮，用刀拍碎即可。

2. 锅置火上，放入油，加入大蒜爆香，再加入空心菜煸炒，最后加入盐、味精即可。

功效解读 空心菜有清热、凉血、利尿等功效，此菜适合感冒发热、有上火症状的人食用。

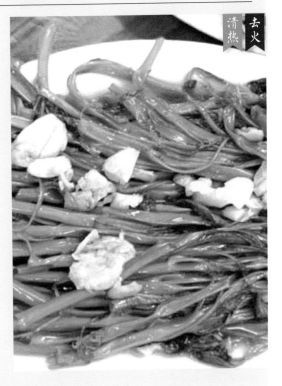

玉米炒空心菜

清热 去火

主料 空心菜400克、玉米粒60克、胡萝卜50克、鸡肉50克。

配料 盐、蒜末、生抽、鸡精、植物油各适量。

做法

1. 将空心菜洗干净，用开水焯一下捞出过凉，沥干切碎；胡萝卜洗净切丁；鸡肉切丁。

2. 锅置火上，加入植物油，放入蒜末，倒入鸡肉，翻炒片刻后，加入空心菜、玉米粒、胡萝卜丁继续翻炒，出锅前加入各种调味料即可。

功效解读 胡萝卜营养丰富，可清肝明目，空心菜有清热解毒、润肠通便的功效。

莴笋

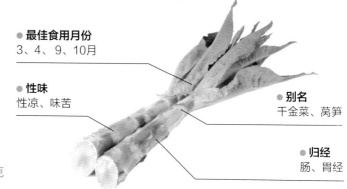

清肝清热
利尿活血

每日养生食用量： 70克

● **最佳食用月份**
3、4、9、10月

● **性味**
性凉、味苦

● **别名**
千金菜、莴笋

● **归经**
肠、胃经

莴笋口感鲜嫩，色泽淡绿，如同碧玉一般，制作菜肴可凉可热，可荤可素，多吃莴笋还有清肝清热，利小便，防治便秘的功效。

🔍 清热去火功效

中医认为莴笋有清热利尿、利五脏、通经脉的功效，另外，莴笋含有大量的膳食纤维素，能够治疗上火所引起的便秘。

🔍 其他养生功效

➡ **促进食欲：** 莴笋味道清新略带苦味，可刺激消化酶分泌，增进食欲。

➡ **防癌抗癌：** 莴笋的水提取物对某些癌细胞有很高的抑制率，多食用莴笋可以防癌抗癌。

❌ **禁忌人群** 弱视、夜盲症等眼疾患者。

☺ 这样搭配最健康

莴笋 + 白萝卜 = 利尿通便、降脂
降压、防止衰老

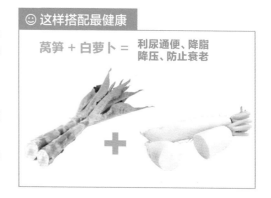

清热去火的美味佳肴

番石榴莴笋汁

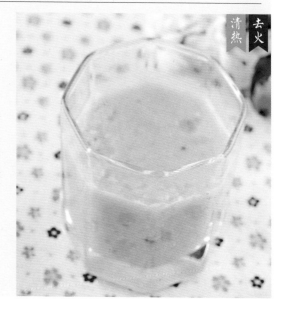

清热 去火

主料 莴笋100克、芒果1个、番石榴1个。

调料 蜂蜜适量。

做法

1. 莴笋洗净，切块；芒果去核，切十字刀，取果肉；番石榴洗净切块。

2. 将以上所有材料放入榨汁机中，按启动按键，搅拌1分钟，倒出调入蜂蜜，搅拌均匀即可。

功效解读 莴笋有清热利尿的功效，番石榴有清热解毒的功效。

竹笋

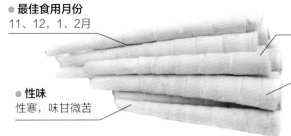

● 最佳食用月份
11、12，1、2月

● 别名
春笋、冬笋

● 归经
肺、胃、大肠经

● 性味
性寒，味甘微苦

清热除烦
化痰下气

每日养生食用量： 100克

古人视竹笋为"素菜第一品"，宋代大文豪苏东坡最喜欢食笋，称竹笋为"玉板和尚"，赞美烧笋是"禅悦味"。竹笋有很多健康功效，养生学家认为，竹林丛生之地的人们多长寿，与经常吃竹笋有一定关系。

◉ 清热去火功效

中医认为，竹笋性寒，能清热除烦，化痰下气，通利二便。尤其是苦竹笋有治疗舌上黄热，除热气，抗衰老等功效。

◉ 其他养生功效

➥ **降脂减肥：** 竹笋中的纤维素可减少人体对脂肪的吸收，增加肠蠕动，促进消化吸收，减少高脂血症的发病率，还有减肥的功效。

✖ 禁忌人群　肾炎、肝硬化、胆结石、胃溃疡、胃出血等患者。

☺ 这样搭配最健康

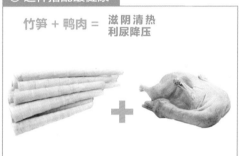

竹笋 + 鸭肉 = 滋阴清热
利尿降压

清热去火的美味佳肴

清蒸春笋

去火

主料　竹笋400克。

调料　生抽、蒜末、香醋、香油各适量。

做法

1. 竹笋洗净，整个放入蒸锅中，蒸1小时后取出。

2. 各种调味料搅拌均匀后，可以用竹笋蘸着吃。

功效解读　竹笋富含蛋白质、氨基酸以及钙、铁、磷等矿物质，有清热化痰、益气和胃、利水道、帮助消化、去积食、预防便秘等功效。

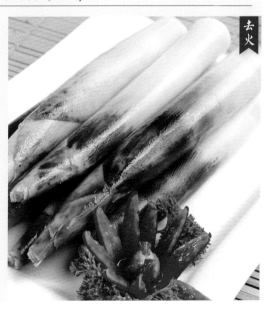

茄子

清热止血
消肿止痛

每日养生食用量： 120克

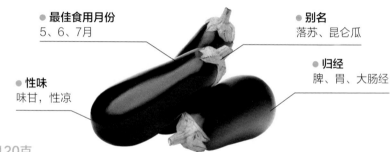

● **最佳食用月份**
5、6、7月

● **别名**
落苏、昆仑瓜

● **性味**
味甘，性凉

● **归经**
脾、胃、大肠经

茄子起源于东南亚热带地区，西汉时开始传入我国。茄子色彩多样，其中紫色茄子还是为数不多的紫色蔬菜之一，是餐桌上十分难得的保健蔬菜。

🔍 清热去火功效

茄子性寒，有清热止血、消肿止痛、活血散淤、祛风通络等功效。

🔍 其他养生功效

➡ **延缓衰老：** 茄子含有丰富的维生素E，有防治出血和抗衰老功能，可使血液中胆固醇水平不致增高，对延缓衰老有一定的意义。

❌ **禁忌人群** 脾胃虚寒、慢性腹泻、便溏者等。

☺ **这样搭配最健康**

茄子 ＋ 番茄 ＝ **利尿通便、降脂降压、防止衰老**

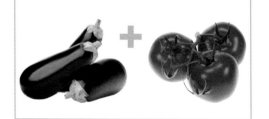

清热去火的美味佳肴

地三鲜

清热 去火

主料 土豆100克、茄子100克、青椒50克。

调料 姜片、蒜末、白糖、蚝油、盐、豆瓣酱、水淀粉各适量。

做法

1. 将茄子洗净，带皮切成块；土豆去皮切块；青椒洗净也切块。

2. 将茄子块、土豆块放入油锅炸至金黄；锅内留油，放入姜片、蒜末爆香，加入上述食材翻炒，再放入豆瓣酱、蚝油、白糖，最后调入水淀粉、盐即可。

功效解读 此菜营养丰富，具有清热消痛等功效。

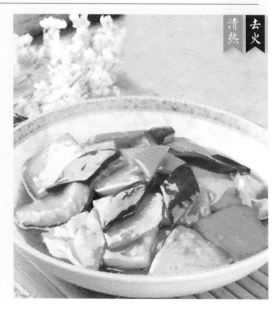

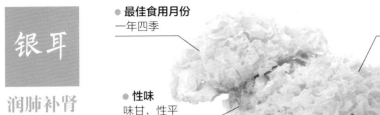

银耳

润肺补肾
生津止咳

最佳食用月份
一年四季

别名
雪耳、银耳子

性味
味甘，性平

归经
肺、胃、肾经

每日养生食用量： 水发银耳50~100克。

银耳既是生活中常见的营养滋补佳品，还是扶正强壮的补药，有"菌中之冠"的美称。在古代被皇家贵族视为"延年益寿之品"、"长生不老良药"。

🔍 **清热去火功效**

银耳味甘淡性平，祖国医学认为银耳有清肺养血、滋阴化痰的功效，适用于干咳、少痰或痰中带血丝以及上火所引起的口燥咽干、失眠多梦等。

🔍 **其他养生功效**

➡️ **防癌抗癌：** 银耳能增强机体对肿瘤的免疫能力，以及对化疗的耐受力。银耳含有很多微量元素，其中硒元素是典型的抗癌元素。

❌ **禁忌人群** 外感风寒、出血症、糖尿病患者。

😊 **这样搭配最健康**

银耳 + 莲子 = **清心明目、除烦**
止渴、滋阴补胃

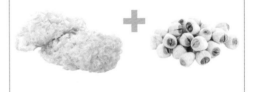

清热去火的美味佳肴

银耳木瓜雪蛤

去火

主料 木瓜150克、水发银耳80克、冻干雪蛤3个。

调料 冰糖适量。

做法

1. 雪蛤放水里浸泡大约2小时；摘去发好银耳的结梗，雪蛤去黑色筋条；木瓜切块。

2. 先煮银耳约30分钟，再放雪蛤、木瓜、冰糖，同煮1小时后即可。

功效解读 银耳有滋阴、润肺、生津、壮身等功效，雪蛤可以补中益气。

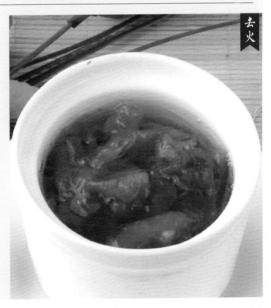

苦菊

清热解暑
抗菌消炎

每日养生食用量: 50克

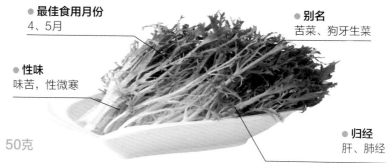

- ● **最佳食用月份**
  4、5月
- ● **性味**
  味苦,性微寒
- ● **别名**
  苦菜、狗牙生菜
- ● **归经**
  肝、肺经

苦菊又名苦菜,味略苦,颜色碧绿,可炒食或凉拌,有清热解暑、抗菌、解热、消炎、明目等作用,是清热去火的美食佳品。

◉ 清热去火功效

苦菊属于苦味蔬菜,有清心去火、抗菌消炎、利尿排毒等作用,适合有口苦、焦虑、燥热、便秘及痔疮等各种上火症状者食用。

◉ 其他养生功效

➡ **杀菌消炎:** 苦菜中含有蒲公英甾醇、胆碱等成分,对金黄色葡萄球菌耐药菌株、白喉杆菌、溶血性链球菌有较强的杀菌作用。咽喉炎、痢疾、感冒发热及慢性气管炎患者可以多吃苦菊。

⊗ 禁忌人群 脾胃虚弱、纳少便溏者慎用。

☺ 这样搭配最健康

苦菊 + 苋菜 = 清心祛火
清肝明目

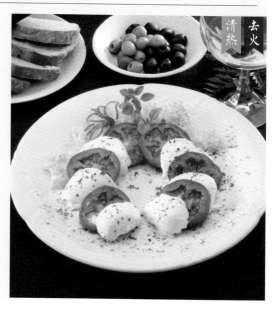

清热去火的美味佳肴

番茄苦菊沙拉

主料 番茄100克、黄瓜10克、奶酪100克、苦菊50克。

调料 罗勒叶、橄榄油、醋、黑胡椒各适量。

做法

1. 黄瓜洗净,切成片;番茄洗净,切厚片;奶酪切块;苦菊和罗勒叶洗净控干水分。
2. 将切好的材料均匀摆入盘中,淋上橄榄油和醋,撒上黑胡椒即成。

功效解读 番茄苦菊沙拉具有清新爽口,开胃健脾,清心去火等功效。

清
热
去
火

丝瓜

清热解毒
通经活血

每日养生食用量： 100克

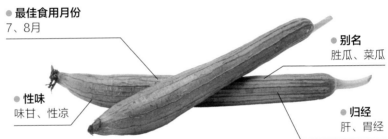

- **最佳食用月份**
  7、8月
- **别名**
  胜瓜、菜瓜
- **性味**
  味甘、性凉
- **归经**
  肝、胃经

　　丝瓜是家中美味的家常菜肴，还有很高的药用价值，《本草求真》记载"丝瓜性属寒物、味甘体滑。凡人风痰湿热，蛊毒血积……水肿等症者，服之有效，以其通经达络，无处不至。"

🔍 清热去火功效

　　丝瓜有清热解毒、美容、通经络、行血脉、凉血止血等功效，对于痰多咳嗽、烦渴热病均有很好的疗效。

🔍 其他养生功效

➡ **美容养颜：** 丝瓜水能够促进肌肤的新陈代谢，清除肌肤深层的垃圾，防止角质老化，能够很好地改善有皱纹、粗糙的问题肌肤。

❌ **禁忌人群** 体虚内寒、便溏腹泻者。

☺ 这样搭配最健康

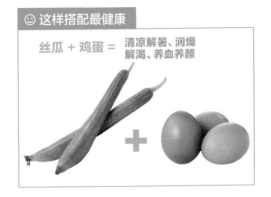

丝瓜 + 鸡蛋 = 清凉解暑、润燥解渴、养血养颜

清热去火的美味佳肴

蒜蓉蒸丝瓜

清热

主料 丝瓜2根、粉丝100克、猪肉馅150克、大蒜60克。

调料 生抽、蒸鱼豉油、盐、味精、红辣椒、葱花各适量。

做法

1. 丝瓜去皮洗净切块，挖去中间的瓤；把猪肉馅放入调料调好，塞入丝瓜中，摆放盘中，放上泡好的粉丝。

2. 倒入生抽、蒸鱼豉油，放入蒸锅，蒸好后取出，撒上葱花、红辣椒即可。

功效解读 此菜具有清解热毒，消除烦热的功效，尤其是夏季暑热烦闷，口渴咽干者服用更加有效。

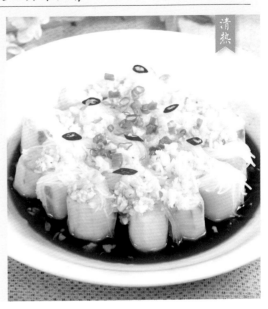

93

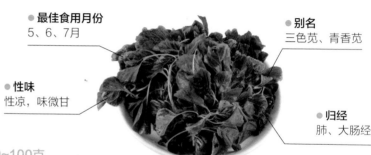

苋菜

清利湿热
清肝解毒

每日养生食用量： 60~100克

- **最佳食用月份**
  5、6、7月
- **性味**
  性凉，味微甘
- **别名**
  三色苋、青香苋
- **归经**
  肺、大肠经

苋菜原本是一种野菜，但由于其内含较高的营养价值，不仅是补铁补钙的佳品，常食还可减肥轻身，清热解毒，防治便秘，近几年已逐渐成为了餐桌上的常客。

🔍 清热去火功效

苋菜性凉，有清利湿热，清肝解毒，凉血散淤的功效，对于肝火上炎所致的目赤目痛、咽喉红肿吞咽不适等均有一定的辅助治疗作用。

🔍 其他养生功效

➡️ **延年益寿：** 苋菜富含蛋白质、糖类及多种维生素和矿物质，能为人体提供较为全面的营养物质，可强身健体，延年益寿。

❌ **禁忌人群** **慢性腹泻、脾虚便溏、阴盛阳虚体质者。**

☺ 这样搭配最健康

苋菜 ＋ 猪血 ＝ 清热解毒 清肠润便

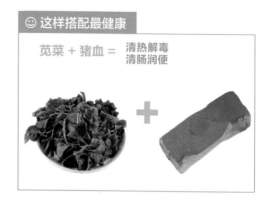

清热去火的美味佳肴

蒜头煮苋菜

主料 苋菜500克。

调料 植物油、大蒜、盐、鸡精各适量。

做法

1. 将苋菜去老梗后洗净；蒜去皮拍一下。
2. 点火，锅内放油，大蒜放入爆香，倒入合适的清水，放入苋菜煮25分钟，再加入盐、鸡精调味即可。

功效解读 此菜具有清热利湿，凉血止血，润肠通便等功效。

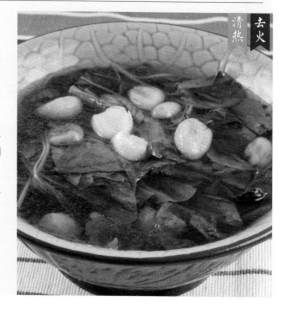

清热 去火

卷心菜

清热生津
去烦止渴

每日养生食用量：80~150克

● **最佳食用月份**
4、5、6、7月

● **性味**
性平、味甘

● **别名**
圆白菜

● **归经**
脾、胃经

　　《本草纲目》中记载，卷心菜，煮食甘美，其根经冬不死，春亦有英，生命力旺盛，故也被誉为"不死菜"。西方人用卷心菜治病的"偏方"，就像我国用白萝卜治病一样常见。

🔍 清热去火功效

　　卷心菜富含维生素C、维生素E、β-胡萝卜素及矿物质等，有清热生津的功效，还能预防感冒发热。

🔍 其他养生功效

➡ **治疗溃疡：** 卷心菜富含维生素U，它对溃疡有很好的治疗作用，加速溃疡处愈合，能有效预防胃溃疡恶变。

❌ **禁忌人群** 脾胃虚寒、消化不良患者。

😊 这样搭配最健康

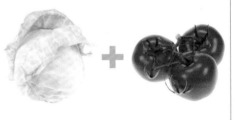

卷心菜 + 番茄 = **滋阴润燥、益气生津、清热解渴**

清热去火的美味佳肴

胡萝卜卷心菜沙拉

清热 去火

主料 卷心菜200克，胡萝卜60克。

调料 沙拉酱、鲜奶油、柠檬汁各适量。

做法

1. 卷心菜洗净，切丝；胡萝卜洗净，削皮，切丝。一起装入碗中。

2. 另取一小碗，加入沙拉酱、鲜奶油、柠檬汁，拌匀。将调好的酱料拌入沙拉中即可。

功效解读 此菜具有酸甘开胃，清热止渴，适用于心烦口渴、食欲不振等病症。

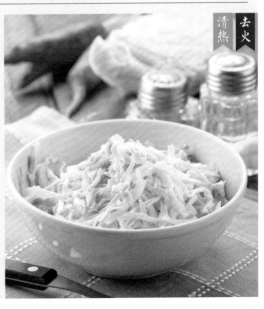

油麦菜

清燥润肺
化痰止咳

每日养生食用量： 100克

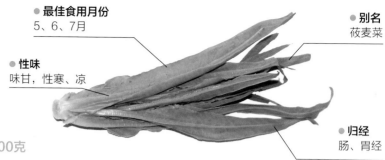

● **最佳食用月份**
5、6、7月

● **性味**
味甘，性寒、凉

● **别名**
莜麦菜

● **归经**
肠、胃经

油麦菜是这些年蔬菜市场的新面孔，色泽淡绿、质地脆嫩，口感极为鲜嫩、清香，风味独特，含有大量维生素和矿物质，生食熟食皆可，且是生食蔬菜中的上品。

🔍 **清热去火功效**

油麦菜有清燥润肺、化痰止咳等功效，能够有效清除肺火，还能防治咳嗽、感冒发热。

🔍 **其他养生功效**

➡ **降脂减肥：** 油麦菜是一种低热量、高营养的蔬菜，富含多种维生素和矿物质，还具有降低胆固醇的作用。

✖ **禁忌人群** 尿频、胃寒的人。

☺ **这样搭配最健康**

油麦菜 ＋ 核桃仁 ＝ 清热去火
补益身体

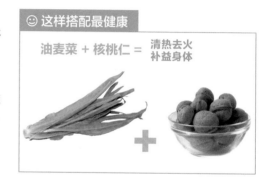

清热去火的美味佳肴

豆豉鲮鱼油麦菜

清热 去火

主料 油麦菜350克、豆豉鲮鱼罐头100克。

调料 葱花、姜丝、蒜末、鸡精、植物油、盐各适量。

做法

1. 将油麦菜洗净，切成段。

2. 锅置火上，倒入油，油热后放入葱花、姜丝煸出香味，加入油麦菜、豆豉鲮鱼罐头翻炒，再倒入蒜末、鸡精、盐即可。

功效解读 此菜色泽翠绿、鱼香味美，具有降低血脂，清热止咳的功效。

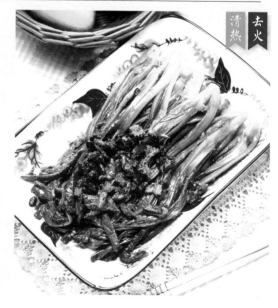

马齿苋

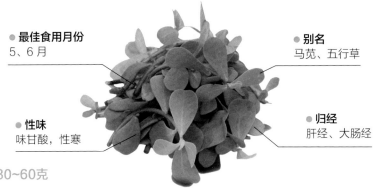

- **最佳食用月份**
  5、6 月
- **别名**
  马苋、五行草
- **性味**
  味甘酸，性寒
- **归经**
  肝经、大肠经

清热利湿
解毒消炎

每日养生食用量： 30~60克

马齿苋是马齿苋科一年生肉质草本植物。全草能够药食两用，有很好的清热利湿、解毒消肿、消炎止渴作用，是味道独特的野菜佳蔬。民间谚语：马齿苋是个宝，内科外科离不了，特别是在清热方面，马齿苋功效更为卓著。

清热去火功效

马齿苋有清热解毒，利水去湿的功效。对痢疾杆菌、伤寒杆菌等有较强的抑制作用，可用于各种炎症的辅助治疗。

其他养生功效

降压消肿： 马齿苋含有大量的钾盐，有良好的利水消肿作用，钾离子能直接作用于血管壁上，使血管壁扩张，从而起到降低血压的作用。

禁忌人群 脾胃虚弱、受凉引起腹泻、大便泄泻及孕妇忌食。

☺ 这样搭配最健康

马齿苋 + 大蒜 = **清热利尿解毒杀菌**

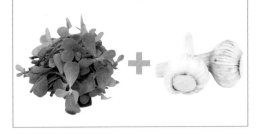

清热去火的美味佳肴

马齿苋杏仁瘦肉汤

主料 鲜马齿苋100克、杏仁50克、板蓝根10克，猪瘦肉150克。

调料 盐适量。

做法

1. 将马齿苋摘去根，清水洗净，焯水后浸泡4小时备用；猪瘦肉洗净，切块；杏仁、板蓝根洗净。

2. 将以上材料放入锅内，加适量清水，大火煮沸后，改小火煲2小时，板蓝根取出丢弃，用盐调味即可食用。

功效解读 此菜有清热解毒、止泻痢、除肠垢、益气补虚功效，适宜于夏季暑热、食欲不振者食用。

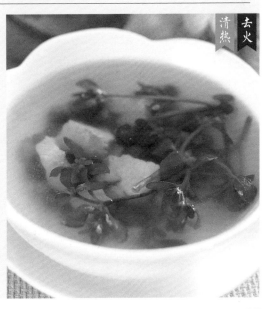

清热 去火

慈姑

清热止血
解毒消肿

每日养生食用量： 50~80克

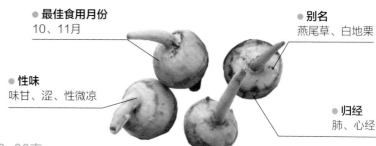

● **最佳食用月份**
10、11月

● **性味**
味甘、涩、性微凉

● **别名**
燕尾草、白地栗

● **归经**
肺、心经

　　慈姑也叫芽菇，是水生的草本植物，大者如杏，营养丰富，富含淀粉，风味亦佳，以球茎作蔬菜，可以炒食。

⊘ 清热去火功效

　　慈姑富含水分、维生素C、一些B族维生素，具有清肺散热、润肺止咳的作用。

⊘ 其他养生功效

⊃ **防治肿瘤：** 慈姑中含有秋水仙碱等多种生物碱，有防癌抗癌肿、解毒消痈作用，食用可防治肿瘤。

⊗ 禁忌人群 **孕妇慎用。**

☺ 这样搭配最健康

慈姑 + 蜂蜜 = 润肺止咳
清胃除热

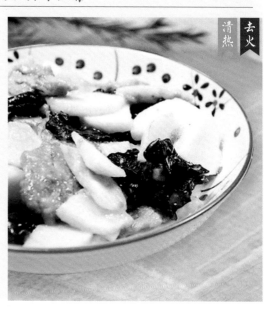

清热去火的美味佳肴

慈姑炒肉片

清热 去火

主料　慈姑6个、木耳50克、猪肉250克。

调料　蒜末、葱花、盐、植物油、鸡精、淀粉、胡椒粉、生抽各适量。

做法

1. 将慈姑洗净削皮，切片；木耳泡发好后，撕小块；猪肉切片，用生抽、胡椒粉、淀粉加水调匀后上浆。

2. 锅中加入适量油，放入蒜末、葱花爆香，加入肉片、慈姑片、木耳翻炒，出锅前加入鸡精、盐调味。

功效解读　慈姑性味甘平，具有生津润肺、补中益气，木耳有凉血、止血、通肠润便的作用。

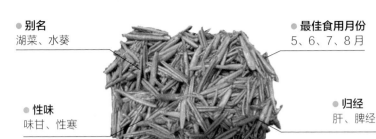

莼菜

清热利水
消肿解毒

每日养生食用量： 60克

- **别名**
  湖菜、水葵
- **最佳食用月份**
  5、6、7、8月
- **性味**
  味甘、性寒
- **归经**
  肝、脾经

莼菜属于一种莲科水草，清热解毒功效非常显著，而且鲜嫩滑腻，用来调羹做汤，清香浓郁，一直被视为宴席上的珍贵食品。

🔍 清热去火功效

莼菜的黏液质含有多种营养物质及多缩戊糖，有非常好的清热解毒作用，能抑制细菌的生长，常食可以清胃火、泻肠热。

🔍 其他养生功效

⟹ **提高免疫力：** 莼菜含有一种酸性杂多糖，不仅能够增加免疫器官——脾脏的重量，且能明显地促进巨噬细胞吞噬异物，因此可增强机体的免疫功能。

✖ 禁忌人群 **脾胃虚寒者。**

☺ 这样搭配最健康

莼菜 + 鲫鱼 = **开胃消食**
清热消肿

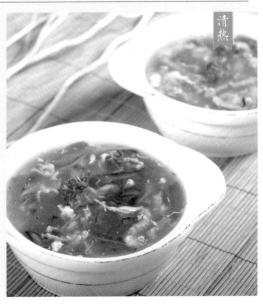

清热去火的美味佳肴

鸡丝莼菜羹

主料 鸡肉100克、莼菜150克、鸡蛋2个。

调料 酱油、白糖、葱、姜、蒜末、盐各适量。

做法

1. 将莼菜去杂，洗净切小段；鸡肉洗净，切丝；鸡蛋，搅拌均匀。

2. 锅内放油烧热，下入葱、姜、蒜煸香，放入鸡肉丝、莼菜、酱油、白糖、盐烧至入味，放入鸡蛋液，并用湿淀粉勾芡，出锅即可。

功效解读 此羹咸鲜清香，可为人体提供丰富的营养成分，且具有清热利水，消肿的功效。

清热

西瓜

清热解暑
除烦止渴

每日养生食用量： 150~300克

● **最佳食用月份**
6、7、8月

● **性味**
性寒，味甘

● **别名**
夏瓜、寒瓜

● **归经**
脾、心经

常言说"热天半块瓜，药剂不用抓"，西瓜瓤红、汁多、味甜，被誉为"瓜果之王"，在炎热的夏天，吃一块西瓜就会顿觉清爽无比，暑气渴意即刻消退。

🔍 清热去火功效

西瓜含水量非常高，性寒，具有清热解暑、除烦止渴、利尿泻火的功效，对急性热病发热有退热清热的作用。夏季暑热天气，吃西瓜可以有效防治中暑。

🔍 其他养生功效

→ **降脂降压：** 西瓜中所含的糖、蛋白质、纤维素、微量的无机盐，能降低血脂、软化血管，对医治心血管病有疗效。

→ **利尿解酒：** 西瓜内含有瓜氨酸及精氨酸等成分，能增加尿素的形成，有利尿作用。

→ **防治肾炎：** 西瓜所含的维生素、矿物质可以利尿并消除肾脏炎症，蛋白酶能把不溶性蛋白质转化为可溶的蛋白质，可增加肾炎病人的营养。

❌ **禁忌人群** 糖尿病患者、脾胃虚寒、湿盛便溏者。

☺ 这样搭配最健康

西瓜 + 番茄 = 清热生津 美白润肤

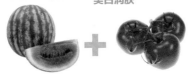

西瓜 + 葡萄 = 生津止渴、滋阴 除烦、清热利尿

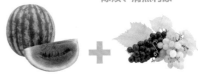

厨房小课堂

西瓜皮的美味吃法

西瓜皮在中药里面被称为翠衣，具有清热去火的功效，可以用西瓜皮做汤：将西瓜皮外面的硬皮去掉，切条；锅内温油将葱末煸成焦黄后加水，把瓜条放入锅内，可适量放些虾米或虾皮；调好咸淡，慢火炖至瓜条变软，放入少量淀粉勾芡。盛出时加少许葱白、蒜末及香菜即可食用，味道清香可口。

枇杷　梨
西瓜

草莓　香蕉
柚子

柿子　葡萄
柠檬

苹果　香瓜
山竹

石榴　李子
火龙果

西瓜沙拉球

主料 无籽西瓜400克、薄荷叶少许。

配料 白糖、沙拉酱各适量。

做法

1. 无籽西瓜剖开，用挖球器挖出适量西瓜球，装入碗中。

2. 撒上白糖，静置15分钟，用薄荷叶点缀，食用时依据个人口味淋适量沙拉酱即可。

功效解读 西瓜有清热解暑、除烦止渴、利尿降压的作用，适合发热上火，夏季清热除烦。

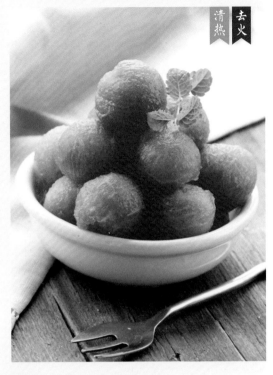

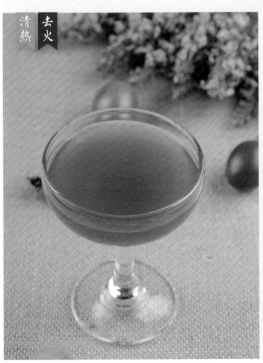

西瓜番茄汁

主料 无籽西瓜150克、番茄2个。

配料 蜂蜜适量。

做法

1. 西瓜用勺子挖小块；番茄去蒂，用清水洗净，切小块。

2. 将二者一起放入榨汁机，启动榨汁机搅拌45秒，调入蜂蜜即可。

功效解读 西瓜番茄汁具有清热去暑、除烦止渴、降血压的功效。

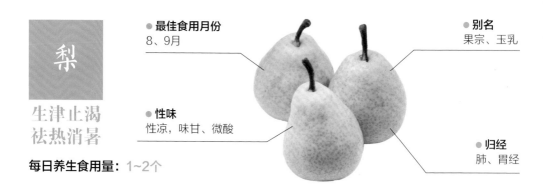

梨

生津止渴
祛热消暑

每日养生食用量： 1~2个

- **最佳食用月份**
  8、9月
- **性味**
  性凉，味甘、微酸
- **别名**
  果宗、玉乳
- **归经**
  肺、胃经

梨 "生者清六腑之热，熟者滋五脏之阴"，因梨鲜嫩多汁、酸甜适口，有"天然矿泉水"之称。在气候干燥的秋季，每天吃一两个梨可生津止渴，缓解秋燥，预防秋季皮肤瘙痒、口鼻干燥，防治咳嗽有痰。

清热去火功效

《本草纲目》中记载，梨有止渴生津、祛热消暑、化痰润肺、止咳平喘、滋阴降火、凉心解毒等功效，梨富含维生素和水分，是清热止咳的良药。

其他养生功效

保护肺部： 梨可以滋阴润肺，多吃梨还可改善呼吸系统和肺功能，保护肺部免受空气中灰尘和烟尘的影响。

降脂减肥： 研究发现，1个梨大概含有10克可降低胆固醇的膳食纤维，满足人体每日对膳食纤维需求量的40%。膳食纤维能降低胆固醇含量，有助减肥。

化痰止咳： 梨含有配糖体及鞣酸等成分，具有化痰止咳的功效，并对咽喉有养护作用。

防治高血压： 梨性凉并能清热镇静，常食能使血压恢复正常，改善头晕目眩等症状。

✖ 禁忌人群 **身体阳虚、畏寒肢冷、脾胃虚弱及肝肾功能不佳者。**

☺ 这样搭配最健康

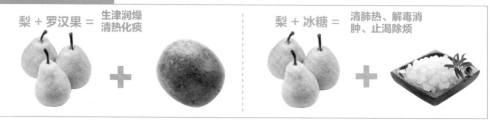

梨 + 罗汉果 = 生津润燥 清热化痰

梨 + 冰糖 = 清肺热、解毒消肿、止渴除烦

厨房小课堂

哪些人吃梨要当心

吃梨清热解渴，但吃梨过多则伤脾胃，助阴湿，而且风寒咳嗽、脘腹冷痛、脾虚便溏者以及产妇都要慎食。另外夜尿频的人睡前要少吃梨。梨含果酸多，胃酸较多的人不可多食。

梨柚子蜂蜜汁

主料 梨子1个、柚子半个。

配料 蜂蜜1大匙。

做法

1. 将梨子去皮，切成块；柚子去皮，切成块。

2. 梨子和柚子放入榨汁机内榨汁，在果汁中加1大匙蜂蜜，搅拌均匀即可。

功效解读 梨有润肺滋阴、清热解渴、化痰止咳的功效，柚子具有止咳平喘、健脾消食、解酒除烦的作用。

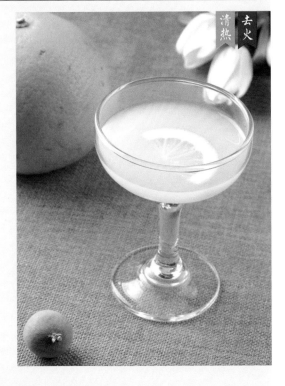

秋梨膏

主料 雪花梨6个、去核红枣30克、白茯苓35克、川贝、麦冬各20克、姜片25克、蜂蜜200克。

配料 冰糖适量。

做法

1. 雪梨去皮，去核，放在榨汁机里榨汁；红枣切片，除蜂蜜外，所有的食材放入锅里，大火煮开后，小火煮40分钟。

2. 用网筛过滤去杂质；剩下的液体，放在火上，小火慢熬，直至成黏稠状，关火，温凉后，调入蜂蜜。可放在晾干的瓶子里，随喝随调用。

功效解读 秋梨膏润肺止咳，生津利咽。用于阴虚肺热之咳嗽喘促、痰涎黏稠、胸膈满闷、口燥咽干、烦躁声哑。

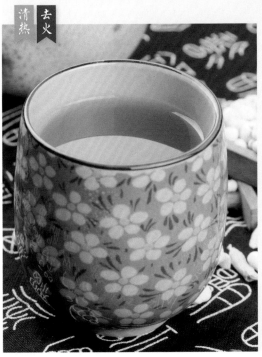

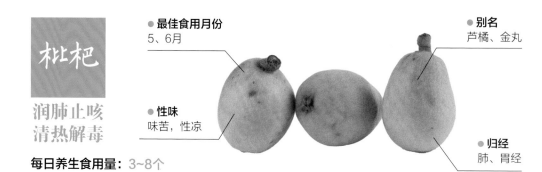

枇杷

润肺止咳
清热解毒

● 最佳食用月份
5、6月

● 性味
味苦，性凉

● 别名
芦橘、金丸

● 归经
肺、胃经

每日养生食用量： 3~8个

枇杷是南方特有的珍稀水果，其果肉柔软多汁，酸甜适度，味道鲜美，被誉为"果中之皇"。古人认为，枇杷秋日养蕾，冬季开花，春来结子，夏初成熟，承四时之雨露，为"果中独备四时之气者"。

清热去火功效

枇杷味道甘酸，有润肺止咳、清热解毒、解暑的功效，可用于咽干烦渴、肺热咳嗽等症状。

其他养生功效

防癌抗癌： 现代医学证明，枇杷果中含有丰富的维生素、苦杏仁甙、白芦藜醇等防癌、抗癌物质。

促进消化： 枇杷能刺激消化腺分泌，可以增进食欲，帮助消化吸收，还有止渴解暑的作用。

保护视力： 枇杷中的胡萝卜素含量丰富，在水果中高居第3位，另外，枇杷中丰富的B族维生素，对保护视力非常有效。

防治便秘： 枇杷含有丰富的粗纤维素、果胶等，可以促进肠道蠕动，缓解便秘症状。

✖ 禁忌人群 脾虚泄泻者、糖尿病患者禁用。

☺ 这样搭配最健康

枇杷 + 枸杞子 = 滋阴润燥、润肺明目

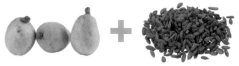

枇杷 + 胡萝卜 = 清心明目、清心解渴、润肺止咳

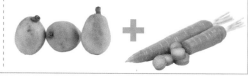

厨房小课堂

怎样挑选枇杷

挑枇杷很简单，新鲜枇杷表面一般都会有一层茸毛和浅浅的果粉，如果茸毛完整、果粉保存完好的，说明它在运输过程中没受什么损伤，比较新鲜。另外，中等大小的枇杷果实，口感会更好一些。太小，同一棵树上果实结的比较多，营养会差一些；太大，可能用了膨大剂。

枇杷银耳粥

清热 去火

主料 大米100克、枇杷50克、水发银耳60克。

配料 冰糖适量。

做法

1. 大米淘洗干净，用冷水浸泡发好；枇杷冲洗干净，撕去外皮，切成两半，剔去果核；银耳择洗干净，大者撕碎。

2. 取锅加入冷水用旺火煮沸后，加入大米、银耳，改用小火熬煮，至粥将成时，加入枇杷、冰糖，再煮两沸即成。

功效解读 枇杷、银耳均有滋阴润肺、清热解渴的功效，此粥适用于咳嗽发热、肺热上火等症。

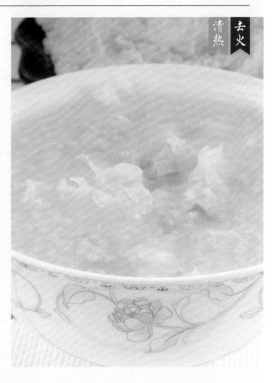

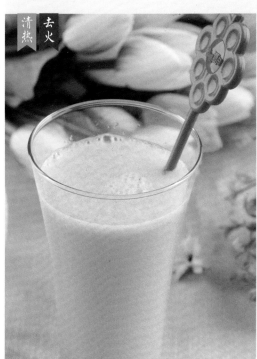

清热 去火

枇杷苹果胡萝卜汁

主料 胡萝卜100克、枇杷3个、苹果1个、冰块少许。

做法

1. 胡萝卜、苹果切小块；枇杷剥皮，除种子；柠檬切片。

2. 将胡萝卜、枇杷、苹果按次序放入榨汁机中榨汁；倒入杯中，加冰块即可。

功效解读 苹果润肺止咳，生津止渴，枇杷具有生津止咳，润肺和胃的功效。此汁适用于阴虚肺热之咳嗽喘促、痰涎黏稠、烦躁声哑等症。

第三章 去火食物 65种特效清热

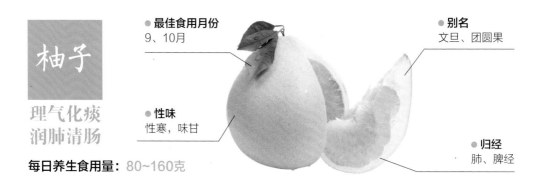

柚子

**理气化痰
润肺清肠**

每日养生食用量： 80~160克

- **最佳食用月份**
  9、10月
- **性味**
  性寒，味甘
- **别名**
  文旦、团圆果
- **归经**
  肺、脾经

"人烟寒橘柚，秋色老梧桐"，柚子平添了几分秋韵，在众多的秋令水果中，柚子个头较大，清香、酸甜、凉润，而且药用价值很高，可理气化痰、润肺清肠，是医学界公认的最具食疗效益的水果。

🔍 清热去火功效

中医认为，柚子果肉性寒，有止咳平喘、清热化痰、健脾消食的食疗作用，适当吃些柚子，可以帮助清理堆积在肠胃里的火气。

🔍 其他养生功效

➡ **减肥功效：** 柚子热量很低，纤维含量高，易产生饱腹感，另外柚子还含有丰富的果酸等，能有效刺激胃肠黏膜，影响营养物质的吸收，从而抑制亢性食欲。

➡ **降低血糖：** 柚肉中富含维生素C、钙、镁以及类胰岛素等成分，有降血糖的功效。

➡ **保肝护肝：** 柚子是含维生素C和胡萝卜素丰富的水果，具有保护肝脏、促进肝细胞再生的功能。

➡ **防治中风：** 柚子含有生理活性物质柚皮甙，可降低血液的黏滞度，减少血栓的形成，因此对脑血管疾病，如中风、脑血栓等有较好的预防作用。

❌ **禁忌人群** **脾虚泄泻、身体虚寒者。**

☺ 这样搭配最健康

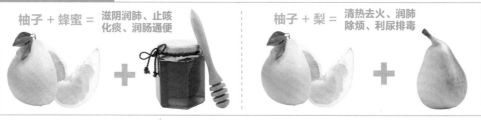

柚子 + 蜂蜜 = 滋阴润肺、止咳
化痰、润肠通便

柚子 + 梨 = 清热去火、润肺
除烦、利尿排毒

厨房小课堂

选购柚子的要点

挑选柚子的关键两点是闻、叩两个环节。闻，就是闻香气，熟透了的柚子，芳香浓郁；叩，就是按压叩打外皮。有下陷没弹性的柚子质量较差。为了运输，柚子下树时一般没有熟，刚买回来的柚子，最好在室内放置2周左右，这样果实水分逐渐蒸发，甜度提高，吃起来味更美。

葡萄柚苦苣沙拉

主料 葡萄柚150克、苦苣50克。

配料 盐、橄榄油、沙拉酱各适量。

做法

1. 葡萄柚去皮取肉，切片；苦苣洗净，切片。

2. 将葡萄柚、苦苣加少许盐、橄榄油、沙拉酱拌匀，装盘即可。

功效解读 柚子含维生素C比较高，有清热润肺的功效，苦苣有清热去火的功效。

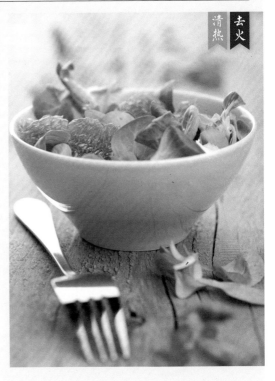

清热 去火

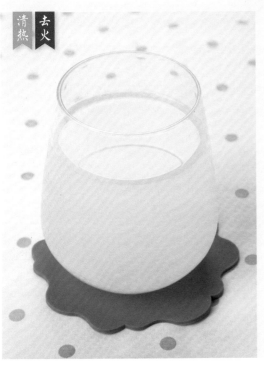

清热 去火

西柚萝卜汁

主料 白萝卜80克、西柚150克。

配料 蜂蜜适量。

做法

1. 西柚去皮去白膜及种子，切块；白萝卜洗净切块。

2. 将两种材料一起放入榨汁机中，搅拌30秒，加入蜂蜜拌匀即可饮用。

功效解读 此果汁具有清热解毒、化痰止咳、润肺清心的功效。

第三章 65种特效清热去火食物

107

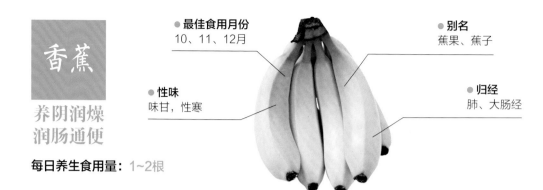

香蕉

养阴润燥
润肠通便

每日养生食用量： 1~2根

- **最佳食用月份**
  10、11、12月
- **性味**
  味甘，性寒
- **别名**
  蕉果、蕉子
- **归经**
  肺、大肠经

传说，佛祖释迦牟尼因吃了香蕉而获得了智慧，香蕉因此被誉为"智慧之果"。香蕉香甜软糯，是热带水果中的寒性食物，有润燥解毒、润肠通便的功效。

清热去火功效

香蕉富含维生素C、膳食纤维及矿物质，具有清热解毒、润肠通便、安神镇静的功效，能清除心火、胃火。

其他养生功效

⊃ **改善贫血：** 香蕉的含铁量非常高，且富含胡萝卜素，因此能刺激血液内血红蛋白的产生，有助于减轻贫血症状。

⊃ **防治便秘：** 香蕉含的食物纤维很多，可以帮助刺激肠蠕动，对于便秘患者非常有益。

⊃ **防治高血压：** 香蕉含大量的钾，可以平衡钠的不良作用，并促进细胞生长。

⊃ **愉悦心情：** 香蕉在人体内能帮助大脑制造一种化学成分——血清素，这种物质能刺激神经系统，给人带来欢乐、平静及瞌睡的信号，甚至还有镇痛的效应。

✕ **禁忌人群** 脾胃虚寒、便溏腹泻、糖尿病、急慢性肾炎及肾功能不全者。

☺ 这样搭配最健康

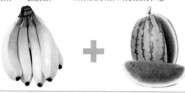 香蕉 ＋ 西瓜 ＝ 滋阴润燥、清热解毒

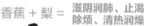 香蕉 ＋ 梨 ＝ 滋阴润肺、止渴除烦、清热润燥

厨房小课堂

未熟的香蕉不可以润肠通便

一般常识，香蕉是润肠的，便秘的时候吃香蕉就能润肠通便。其实并非所有的香蕉都具有润肠作用，只有熟透的香蕉才可以，如果多吃了生的香蕉不仅不能通便，还会加重便秘。因为生香蕉含较多鞣酸，对消化道有收敛作用，会抑制胃肠液分泌并抑制胃肠蠕动。另外，不可空腹吃香蕉。

西瓜香蕉汁

主料 西瓜瓤150克、香蕉1根、菠萝50克。

调料 蜂蜜、碎冰各适量。

做法

1. 菠萝去皮，切块；西瓜取瓜瓤，挑出西瓜子；香蕉去皮后切成小块。
2. 将碎冰、西瓜块及其他材料放入榨汁机，以高速搅打30秒，调入蜂蜜即可。

功效解读 此果汁具有清热解毒、润肠通便、清心安神的功效。

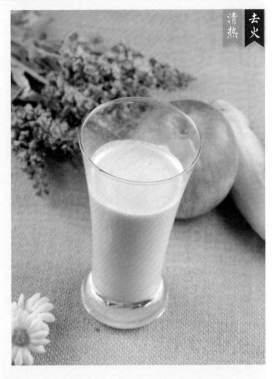

清热 去火

银耳百合香蕉豆浆

清热 去火

主料 黄豆50克、香蕉1根、银耳、百合各20克。

配料 冰糖适量。

做法

1. 将黄豆浸泡10小时；香蕉去皮，切成小段；将银耳、百合提前30分钟泡发。
2. 将所有食材一起放入豆浆机内，加水，开机搅拌，煮熟过滤后，调入冰糖即可饮用。

功效解读 此豆浆结合了香蕉、百合和银耳三者的功效，能够滋阴润肺、生津止渴，养心安神。

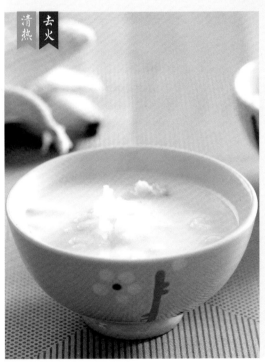

猕猴桃

清热降火
润燥通便

● **最佳食用月份**
7、8、9月

● **别名**
毛桃、奇异果

● **性味**
味甘、酸，性寒

● **归经**
胃、肾经

每日养生食用量： 1~2个

猕猴桃原产于我国，因为猕猴喜欢吃，是猕猴的"仙果"美食，所以被称为"猕猴桃"。猕猴桃清香诱人，吃起来酸中泛甜，维生素C的含量非常高，因此被誉为"维生素C之王"。

🔍 清热去火功效

猕猴桃性味甘酸性寒，含有优良的膳食纤维和丰富的抗氧化物质，能够起到清热降火、润燥通便的作用。

🔍 其他养生功效

➡ **预防抑郁：** 猕猴桃富含的肌醇及氨基酸，可治疗抑郁症，还能补充脑力所消耗的营养。

➡ **维护心血管健康：** 猕猴桃低钠高钾的完美比例，可降低血压、血脂，对维持心血管健康具有良好效果。

➡ **防治癌症：** 研究发现，猕猴桃含有抗突变成分——谷胱甘肽，有利于抑制诱发癌症基因的突变，对于肝癌、皮肤癌都有很好的防治功效。

➡ **减肥功效：** 猕猴桃营养丰富但热量极低，其特有的膳食纤维不但能够促进消化吸收，还可以令人产生饱腹感。

❌ **禁忌人群**　疟疾、寒湿痢、脾虚便溏、慢性胃炎、月经过多者。

☺ 这样搭配最健康

猕猴桃 + 草莓 = **清热除烦、降压降脂、利尿排毒**

 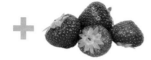

猕猴桃 + 梨 = **清热止咳、滋阴润肺、润肠通便**

厨房小课堂

吃猕猴桃的技巧

猕猴桃虽然好吃，但外皮有许多小毛刺，很多人吃起来的吃相不雅，甚至有人感觉很麻烦，其实有一个很简单的方法，就是把猕猴桃洗净，在顶端切一个开口，再用小勺挖果肉直接吃，既简单又实用，吃起来很自然。

猕猴桃柳橙汁

主料 猕猴桃1个、柳橙1个。

配料 蜂蜜、碎冰各适量。

做法

1. 将猕猴桃洗净去皮，对切后挖出果肉备用；柳橙洗净，对切。
2. 碎冰、猕猴桃及其他材料放入榨汁机内，以高速搅拌30秒即可。

功效解读 猕猴桃富含维生素C，有清热止渴的功效。

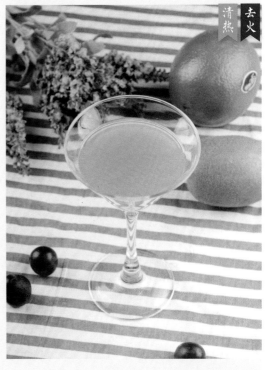

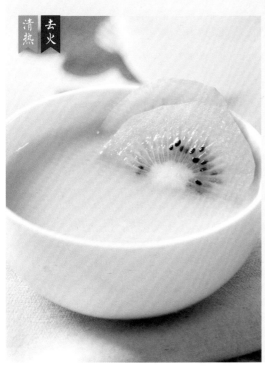

猕猴桃米糊

主料 猕猴桃1个、大米50克。

配料 白糖适量。

做法

1. 将猕猴桃洗净，去皮后切片。
2. 大米浸泡好后，放入豆浆机中，按米糊键，加工好后调入白糖搅拌均匀，放入切好的猕猴桃片。

功效解读 此米糊有清热去火功效，适合儿童、老人食用。

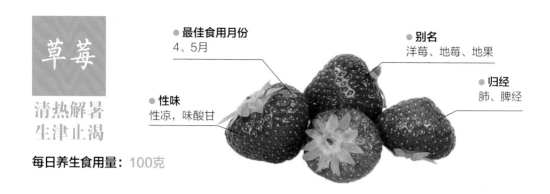

草莓

清热解暑
生津止渴

● 最佳食用月份
4、5月

● 别名
洋莓、地莓、地果

● 性味
性凉，味酸甘

● 归经
肺、脾经

每日养生食用量： 100克

鲜红欲滴的草莓，水晶般的质感，酸酸甜甜的味道，沁人心脾的清香。草莓性凉，有清热解暑、润肺生津的功效，吃草莓还可改善失眠、忧郁、容易打瞌睡等春困的症状。

🔍 清热去火功效

草莓性凉，具有清热解暑、生津止渴、利尿止泻、利咽止咳的功效。草莓富含维生素C、膳食纤维素，可以维持肠道健康，缓解上火所引起的热证、便秘等。

🔍 其他养生功效

➡ **洁白牙齿：** 草莓中含有的苹果酸作为一种收敛剂，与发酵粉混合时产生氧化作用，可以去除咖啡、可乐等在牙齿表面留下的污渍。

➡ **预防癌症：** 草莓是鞣酸含量丰富的水果，在体内可吸附和阻止致癌化学物质的吸收。

➡ **保护视力：** 草莓中所含的胡萝卜素是合成维生素A的重要物质，维生素A是保护视力的重要元素。

➡ **防治心血管疾病：** 草莓富含多种维生素和矿物质，对防治动脉硬化，冠心病也有较好的疗效。

❌ **禁忌人群** 尿路结石及肾功能不佳者。

☺ 这样搭配最健康

| 草莓 + 柠檬 = | 清肝明目、清热解毒、生津止渴 | 草莓 + 黄瓜 = | 利尿解毒生津去火 |

厨房小课堂

如何清洗草莓

草莓的表面十分粗糙，皮又薄，清洗起来很不方便。可以把草莓浸在淘米水中3分钟，碱性的淘米水有分解农药的作用，草莓不要去掉蒂。再用淡盐水浸泡草莓10分钟，然后用清水冲洗。淡盐水的杀菌效果比很多人想象的要强，这样清洁出的草莓，更安全卫生。

草莓橘子果汁

主料 草莓6个，芒果、橘子各1个。

做法

1. 将草莓洗净，去蒂，对切后备用；芒果洗净，取果肉；橘子洗净，去皮，掰瓣。
2. 将以上材料放入榨汁机内，加入适量的清水，以高速搅拌30秒即可。

功效解读 此果蔬汁富含维生素C、矿物质，具有清热止渴的功效。

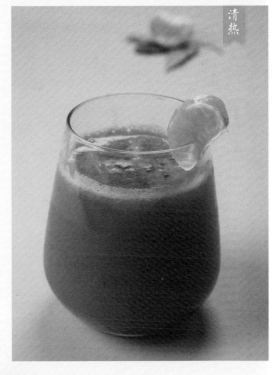

清热

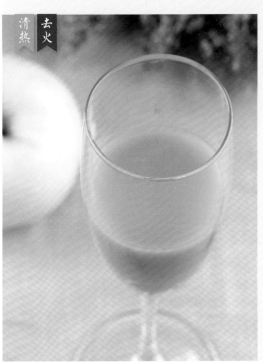

清热 去火

草莓苹果汁

主料 草莓6个、苹果1个。

配料 白糖适量。

做法

1. 将草莓洗净，去蒂，对切后备用；苹果洗净，去核，取果肉切块。
2. 将以上材料放入榨汁机内，加入适量的清水，以高速搅拌30秒，倒出后加入适量白糖搅拌均匀即可。

功效解读 草莓性寒，具有清热去火、生津止渴的功效。另外，此果汁富含维生素C、矿物质，可以有效预防感冒。

第三章 去火食物 65种特效清热

113

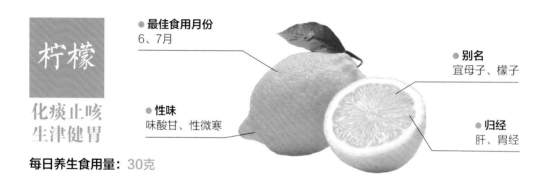

柠檬

化痰止咳
生津健胃

● **最佳食用月份**
6、7月

● **性味**
味酸甘、性微寒

● **别名**
宜母子、檬子

● **归经**
肝、胃经

每日养生食用量： 30克

柠檬也叫益母果，孕期怀孕的女性可以吃柠檬防止呕吐。柠檬是一种营养和药用价值都极高的水果，淡淡的酸甜味，幽幽的清香，令人神清气爽，唇齿留香。

清热去火功效

柠檬性微寒，有化痰止咳，生津健胃的功效。柠檬富含维生素C，对人体发挥的作用犹如天然抗生素，可抗菌消炎。

其他养生功效

预防肾结石： 柠檬汁中含有大量柠檬酸盐，可以抑制钙盐结晶，从而阻止肾结石形成，因此食用柠檬能有效防治肾结石，使慢性肾结石患者体内的结石减少、变小。

美白作用： 鲜柠檬中维生素C、维生素E的含量极为丰富，能防止和消除皮肤色素沉着，是美容美白的天然佳品。

改善酸性体质： 柠檬含有烟酸、有机酸，其味极酸，这些属于弱酸，而含丰富的钾、钠等强碱离子，因此柠檬属于碱性食物。

✕ 禁忌人群 胃溃疡、糖尿病及有龋齿者。

☺ 这样搭配最健康

柠檬 + 胡萝卜 = **清肝明目 清热解毒**

柠檬 + 草莓 = **清热止渴 除烦利尿**

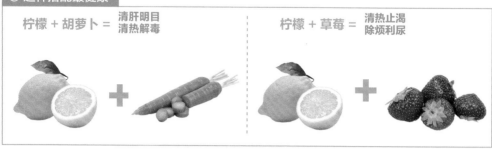

厨房小课堂

柠檬的生活妙用

柠檬切片放在室内或者卫生间，可以直接用作除臭剂；用柠檬直接敷用可治愈伤口；用柠檬汁液摩擦手脚能治疗冻疮；用柠檬水漱口可以防治口臭；患有肾脏病或高血压的人少吃盐，可用柠檬汁代替盐来调味。

柠檬柳橙汁

主料 柠檬1个、柳橙1个、芒果1个。

调料 白糖适量。

做法

1. 将柠檬洗净，切块；芒果洗净，取果肉；柳橙洗净，去皮，果肉切块。

2. 将以上材料放入榨汁机内，加入适量的清水，以高速搅拌30秒即可。

功效解读 此水果汁富含维生素C、矿物质，具有清热去火、生津止渴的功效。

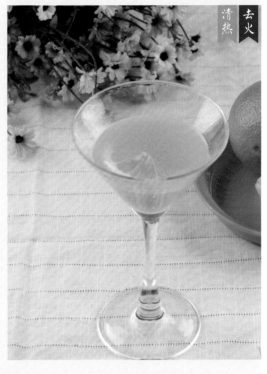

柠檬菠菜汁

主料 柠檬1个、菠菜50克、柚子50克。

配料 冰块适量。

做法

1. 将柠檬洗净切片；菠菜洗净后，切段；柚子取果肉。

2. 将上述材料放入榨汁机中，加矿泉水，启动榨汁机，搅拌40秒后，取汁加入冰块即可。

功效解读 柠檬富含多种维生素和柠檬酸等，配合菠菜、柚子食用，具有很好的止咳平喘、清热化痰、健脾消食、解酒等功效。

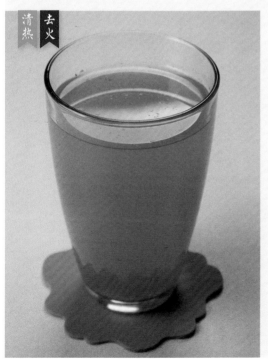

115

葡萄

滋阴补血
通利小便

每日养生食用量： 80~150克

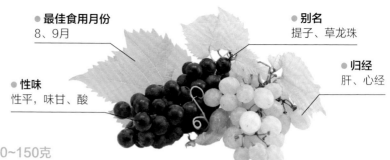

● **最佳食用月份**
8、9月

● **别名**
提子、草龙珠

● **归经**
肝、心经

● **性味**
性平，味甘、酸

葡萄用途广泛，色美、气香，味可口，是果中佳品，既可鲜食又可酿制葡萄酒。元朝诗人郑允端还曾经写下"满筐圆实骊珠滑，入口甘香冰玉寒"的咏葡萄诗句。

清热去火功效

葡萄味甘酸，有滋阴补血、强健筋骨、通利小便的功效，可以用于心烦上火所引起的失眠、烦热。

其他养生功效

➡ **健脾和胃：** 葡萄中含有多种果酸，有助于消化，适当多吃些葡萄，能健脾和胃。

✖ **禁忌人群** 脾胃虚寒、便秘、糖尿病患者。

☺ 这样搭配最健康

葡萄 + 莲藕 = **清热利尿
止渴止血**

清热去火的美味佳肴

草莓葡萄汁

主料 草莓150克、葡萄200克。调料：蜂蜜、酸奶各适量。

做法 将草莓洗干净，切成可放入果汁机大小的块，备用；将葡萄洗干净，备用；将所有材料放入榨汁机内搅打成汁即可。

功效解读 葡萄富含维生素C，能预防感冒，草莓性寒凉，有清热止渴的功效。

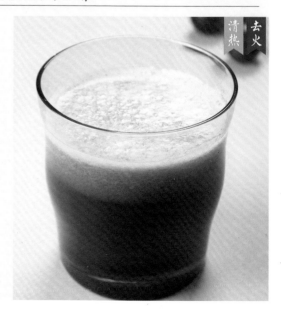

清热 去火

柿子

清热去燥
润肺化痰

每日养生食用量： 1个

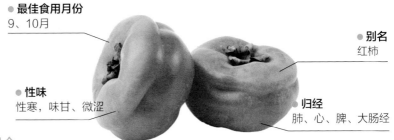

● **最佳食用月份**
9、10月

● **别名**
红柿

● **性味**
性寒，味甘、微涩

● **归经**
肺、心、脾、大肠经

　　"秋入小城凉入骨，无人不道柿子熟。红颜未破馋涎落，油腻香甜世上无。"此诗三言两语便道破了柿子的色香味，火红柿子确有很好的清热去燥、润肺化痰的功效。

🔍 清热去火功效

　　柿子性寒，有清热去燥、润肺化痰、止渴生津、健脾、治痢、止血等功能。生吃柿子可以缓解大便干结、痔疮疼痛或出血、干咳、喉痛等上火症状。

🔍 其他养生功效

➡ **有益心脏健康：** 柿子含有黄酮甙，有助于降低血压，软化血管，增加冠状动脉流量，并且能活血消炎，改善心血管功能，防治冠心病、心绞痛。

❌ **禁忌人群** 脾胃虚寒、泄泻、便溏、外感风寒。

☺ **这样搭配最健康**

柿子 + 杨桃 = **清热利尿**
去火止渴

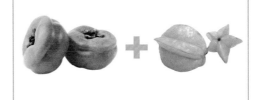

清热去火的美味佳肴

柿子柠檬水

主料 柿子1个、柠檬半个。

调料 冰糖适量。

做法

1. 柿子切除蒂头，去籽，切成小丁；柠檬去皮，切小块。

2. 将上述材料放入榨汁机中以高速搅打1分钟，加入冰糖，搅拌均匀即可。

功效解读 柠檬富含维生素C，能预防感冒、热证，柿子性寒凉，有清热止渴、润肺化痰的功效。

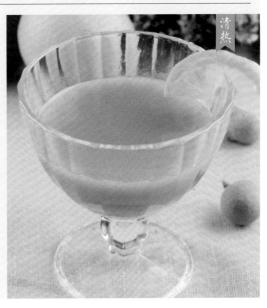

清热

山竹

**清凉解热
减肥润肤**

每日养生食用量: 4~10个

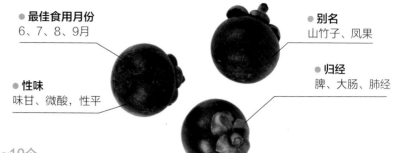

- **最佳食用月份**
  6、7、8、9月

- **性味**
  味甘、微酸,性平

- **别名**
  山竹子、凤果

- **归经**
  脾、大肠、肺经

　　山竹也叫名山竹子,原产于马来西亚、泰国等东南亚热带国家。山竹的味道清甜甘香,口感柔软,汁多味美带微酸,有解热去燥止渴等功效,为热带水果中的珍品。

清热去火功效

　　山竹性寒凉,有极佳的降热解燥功效,一般吃了大补的热性食物,如榴莲之后,吃几个山竹可以清热,既补益身体,又不会上火。

其他养生功效

调养作用: 山竹含有丰富的维生素、蛋白质和脂类,对机体有很好的补养作用,对体弱、营养不良、病后都有很好的调养作用。

禁忌人群 糖尿病、肾病、心脏病患者。

☺ 这样搭配最健康

山竹 + 榴莲 = **互补作用、防止吃榴莲上火**

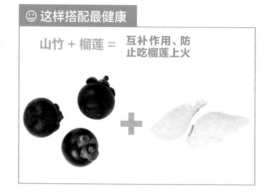

清热去火的美味佳肴

胡萝卜山竹汁

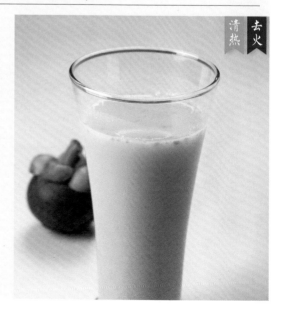

清热 去火

主料 胡萝卜50克、山竹5个、柠檬20克。

做法 将胡萝卜洗干净,去掉外皮,切成薄片;山竹洗净,去掉外皮;柠檬切成小片。将准备好的材料放入榨汁机,加水100毫升打成汁即可。

功效解读 山竹有清热解毒的功效,胡萝卜富含多种维生素,此果蔬汁可以防治上火、感冒、发热等症状。

香瓜

清热消暑
止渴利尿

每日养生食用量: 150克

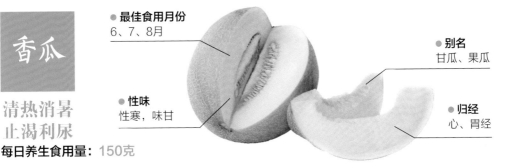

- **最佳食用月份**
  6、7、8月
- **性味**
  性寒,味甘
- **别名**
  甘瓜、果瓜
- **归经**
  心、胃经

　　香瓜因其清香袭人得名香瓜,又因味甘甜而得名甘瓜、甜瓜。香瓜是夏令消暑瓜果,其营养价值可与西瓜媲美。

清热去火功效

　　香瓜性寒,具有消暑热,解烦渴的显著功效。香瓜均含有苹果酸、氨基酸、维生素C等丰富营养成分,对高热、口渴等都具有很好的疗效。

其他养生功效

⇒ **有益肾病患者:**香瓜中含有转化酶,可将不溶性蛋白质转变成可溶性蛋白质,能帮助肾脏病人吸收营养,对肾病患者有益。

⊗ **禁忌人群** 脾胃虚寒、胃溃疡、腹胀、便溏、心脏病患者。

☺ **这样搭配最健康**

香瓜 + 西瓜 = **清热解暑
生津止渴**

清热去火的美味佳肴

香瓜柠檬芹菜汁

主料 柠檬1个、芹菜20克、香瓜100克、冰块适量。

做法 将柠檬洗净切片;香瓜对切为二,削皮,去种子切块;芹菜洗净备用。将芹菜整理成束,放入榨汁机,再将香瓜、柠檬放入,一起榨汁。蔬果汁中加入冰块即可。

功效解读 此蔬果汁富含维生素C,能预防感冒,有清热止渴的功效。

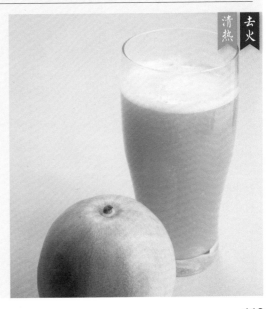

清热 去火

苹果

生津润肺
开胃醒酒

每日养生食用量： 1~2个

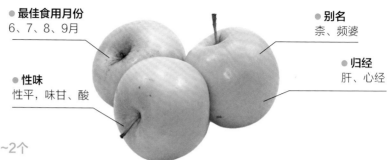

● **最佳食用月份**
6、7、8、9月

● **性味**
性平，味甘、酸

● **别名**
奈、频婆

● **归经**
肝、心经

西方人把苹果称为"全方位的健康水果"。研究表明，苹果汁具有强大的杀灭传染性病毒的作用，吃较多苹果的人远比少吃的人得感冒的机会要低。

🔍 清热去火功效

苹果味甘酸性平，具有生津润肺、除烦解暑、开胃醒酒、止泻等功效。苹果富含果胶、膳食纤维素，能够缓解胃上火所引起的便秘。

🔍 其他养生功效

➡ **缓解疲劳：** 苹果中所含的多糖、钾离子、果胶、酒石酸等，可以平衡酸性体液，降低体液中的酸性，从而缓解疲劳。

❌ **禁忌人群** 脾胃虚寒、便秘、糖尿病患者。

☺ 这样搭配最健康

苹果 + 柠檬 = **清心去火**
清肝明目

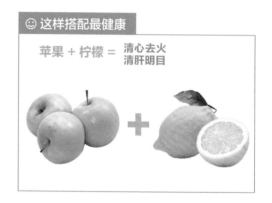

清热去火的美味佳肴

苹果柠檬豆浆

清热 去火

主料 苹果1个、黄豆40克、柠檬半个。

调料 冰糖少许。

做法

1. 提前8小时将黄豆浸泡；苹果洗净，去皮，切成小块，和泡好的黄豆一起放入豆浆机内；柠檬切片待用。

2. 加适量清水，选择相关功能键，开机搅拌后，将切好的柠檬放入豆浆内，加入冰糖即可饮用。

功效解读 此豆浆具有生津开胃、清热止渴、润肠通便、缓解疲劳等功效。

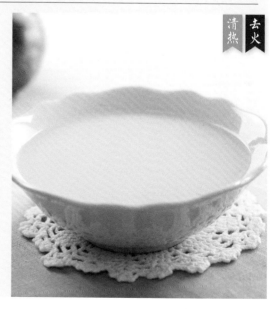

火龙果

清热润肠
排毒养颜

每日养生食用量： 80~160克

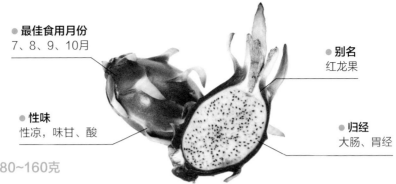

● **最佳食用月份**
7、8、9、10月

● **性味**
性凉，味甘、酸

● **别名**
红龙果

● **归经**
大肠、胃经

火龙果属于热带水果，营养丰富、功能独特，含有一般植物少有的植物性白蛋白及花青素，以及丰富的维生素和水溶性膳食纤维。

🔍 **清热去火功效**

火龙果性凉，其中的水溶性膳食纤维含量非常丰富，能够有效缓解上火所致的便秘。

🔍 **其他养生功效**

➡ **抗衰老：** 火龙果中花青素含量较高，花青素是一种效用明显的抗氧化剂，它具有抗氧化、抗自由基、抗衰老的作用，常吃火龙果可以预防衰老。
➡ **促进消化：** 火龙果中芝麻状的种子有促进胃肠消化的功能。

✖ **禁忌人群** **脾胃虚寒、糖尿病患者。**

😊 **这样搭配最健康**

火龙果 + 梨 = **清凉解暑、润燥解渴、养血养颜**

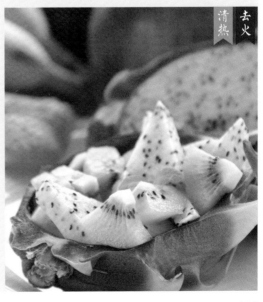

清热去火的美味佳肴

猕猴桃火龙果盏

清热 去火

主料 火龙果120克、猕猴桃70克、薄荷叶5克。

调料 沙拉酱适量。

做法

1. 火龙果切开，挖出果肉切块，留取果皮成火龙果盏；猕猴桃洗净去皮，切块。
2. 将火龙果、猕猴桃装入火龙果盏中，放入洗净的薄荷叶，食用时淋上沙拉酱即可。

功效解读 此水果沙拉营养丰富，具有清热止渴、排毒养颜的功效。

李子

清热生津
泻肝涤热

每日养生食用量： 3~8个

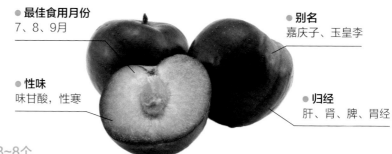

- **最佳食用月份**
  7、8、9月
- **性味**
  味甘酸，性寒
- **别名**
  嘉庆子、玉皇李
- **归经**
  肝、肾、脾、胃经

　　李子自古被列为"五果"之首，果实饱满圆润，玲珑剔透，形态美艳，口味甘甜，具有清热生津、泻肝涤热、活血解毒、利水消肿、美容养颜等功效。

🔍 清热去火功效

　　李子性寒，有生津止渴、利水化淤、活血解毒的功效，适用于肝经虚热、肝火上炎、口干口苦等症状。

🔍 其他养生功效

➡ **清肝利水：** 新鲜李子肉中含有多种氨基酸，如丝氨酸、甘氨酸、谷酰胺、脯氨酸等，生食后对于治疗肝硬化腹水大有益处。

✖ 禁忌人群 脾虚痰湿、急慢性胃肠炎患者。

☺ 这样搭配最健康

李子 + 桃子 = **活血化淤、清热**
利尿、强筋健骨

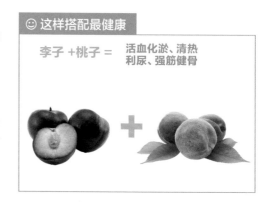

清热去火的美味佳肴

蓝莓李子酸奶汁

清热

主料 蓝莓40克、李子50克、酸奶250毫升。

做法

1. 将蓝莓洗净；李子洗净，去核、切块。
2. 将蓝莓、李子和酸奶一起放入榨汁机中，加清水至上下水位线之间，按键搅拌1分钟进行榨汁，制做好后倒出即可。

功效解读 李子具有清热解毒的功效。酸奶中含有的益生菌，是对人体健康有益的细菌，能同蓝莓中的纤维共同保护肠道。

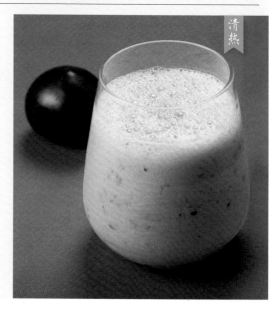

石榴

生津止渴
收敛固涩

每日养生食用量： 100克

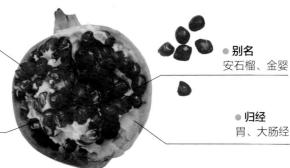

- 最佳食用月份
  9、10月
- 性味
  性平，味甘、酸
- 别名
  安石榴、金婴
- 归经
  胃、大肠经

韩愈曾写下"五月榴花照眼明，枝间时见子初成"的诗句，秋季石榴成熟，果实种子色彩缤纷，红如玛瑙，白若水晶，石榴入口多汁，酸甜爽口，有"御饥疗渴，解酲止醉"之功。

🔍 清热去火功效

中医认为石榴具有生津止渴、收敛固涩、止泻止血的功效，适用于胃上火所引起的津亏、口燥、咽干、烦渴等症状。

🔍 其他养生功效

➡ **防治心脑血管疾病：** 石榴汁含有多种氨基酸和微量元素，有助消化、抗胃溃疡、软化血管、降血脂和血糖，降低胆固醇等多种功能，可防治冠心病、高血压。

✖ 禁忌人群 大便干结、痢疾、糖尿病。

😊 这样搭配最健康

石榴 + 橘子 = **清热利尿、收敛固涩、止泻止血**

清热去火的美味佳肴

苹果石榴汁

清热　去火

主料 苹果1个、石榴1个、柠檬半个。

调料 白糖、冰块各适量。

做法 石榴去皮，取出果实；苹果洗净，去核，切块。将苹果、石榴顺序交错地放进榨汁机，加入柠檬榨汁，并在果汁中加入少许白糖、冰块即可。

功效解读 石榴、柠檬富含矿物质、维生素C，能清热降火、预防感冒，苹果有清热收涩的功效。

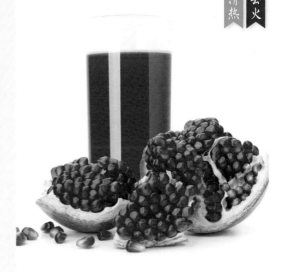

荞麦

薏米　荞麦
红豆　绿豆

荞麦

**生津止渴
开胃宽肠**

每日养生食用量：65克

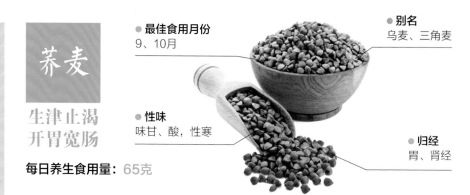

● **最佳食用月份**
9、10月

● **别名**
乌麦、三角麦

● **性味**
味甘、酸，性寒

● **归经**
胃、肾经

　　荞麦起源于我国，唐朝时，荞麦经朝鲜传入日本，因为荞麦对高血压、冠心病、糖尿病、癌症等有特殊的保健作用，现在荞麦在日本备受青睐，被视为理想的保健食品。

清热去火功效

　　荞麦味甘性凉，有健脾益气、开胃宽肠、生津止渴、消食化滞等功效，对于肺热咳嗽，荞麦有止咳、平喘的作用。

其他养生功效

→ **预防便秘：**荞麦中所含的食物纤维比常吃主食面和米高7倍之多，具有良好的预防便秘的作用。

→ **降低血糖：**荞麦中所含的铬元素可促进胰岛素在人体内发挥作用，降低血糖。

→ **防治高血压、冠心病：**荞麦粉中含大量的黄酮类化合物，尤其是芦丁，芦丁能维持毛细血管的抵抗力，降低其通透性及脆性，促进细胞增生和防止血细胞的凝集，还有降血脂，扩张冠状动脉等作用。

✖ **禁忌人群　脾胃虚寒、腹泻、消化功能不佳者。**

☺ 这样搭配最健康

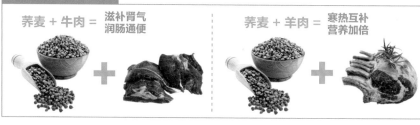

荞麦 + 牛肉 = 滋补肾气
润肠通便

荞麦 + 羊肉 = 寒热互补
营养加倍

厨房小课堂

荞麦的食用方法

　　荞麦去壳后能够直接烧制荞麦米饭，荞麦磨成粉可做糕饼、面条、水饺皮、凉粉等，荞麦还可作麦片和糖果的原料。用荞麦制作面条、水饺时，最好多喝点汤，因为汤里含有大量降压降糖的营养成分芦丁。

凉拌荞麦面

主料 荞麦面250克。

配料 熟芝麻、盐、醋、植物油、酱油、白糖、红辣椒、香油、葱花各适量。

做法

1. 将荞麦面煮好后，过凉水，捞出放入容器中。
2. 红辣椒切碎，锅中放入油，下入红辣椒爆香，加入少许香油，熬制辣椒油。
3. 酱油、醋、盐、白糖、辣椒油调好的汁里倒在面上，然后撒熟芝麻、葱花即可。

功效解读 凉拌荞麦面是夏日清热解暑的一道风味美食，可以防治心、胃、肝上火。

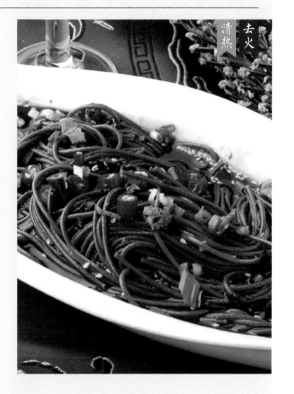

清热去火

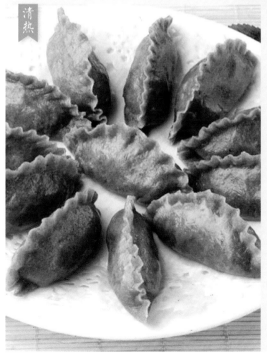

清热

荞麦蒸饺

主料 荞麦面、面粉各150克、羊肉末100克、西葫芦1个。

配料 葱末、姜末、盐、料酒、香油、鸡精各适量。

做法

1. 将荞麦面、面粉充分混合后放在盆里，面和好后，擀饺子皮。
2. 取一器皿放入羊肉末、加葱姜末、盐、料酒、香油拌匀；西葫芦洗净去籽瓤，擦丝，放入羊肉馅中加入适量鸡精拌匀成馅待用。用饺子皮包入羊肉西葫芦馅成饺子，放到蒸锅中用旺火蒸20分钟即可。

功效解读 羊肉西葫芦荞麦蒸饺具有清热除烦、补肾益精、润肠通便、防治高血压等功效。

薏米

清除肺热
强健脾胃

每日养生食用量： 50克

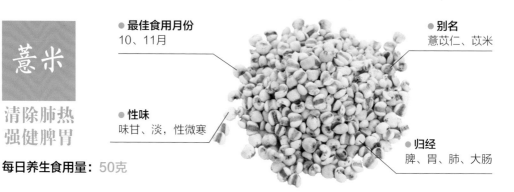

● **最佳食用月份**
10、11月

● **性味**
味甘、淡，性微寒

● **别名**
薏苡仁、苡米

● **归经**
脾、胃、肺、大肠

薏米的营养价值很高，在禾本科植物中独占鳌头，在国内薏米有"天下第一米"的美誉，在国外则享有"生命健康之禾"的美称，常吃薏米，能使身体轻捷、延年益寿。

🔍 清热去火功效

薏米性微寒，具有健脾胃、祛风湿、消水肿、清肺热等功效，可用于治疗发热、慢性肠炎、肺热咳嗽等。

🔍 其他养生功效

➔ **美白养颜：** 薏米有十分显著的美容功效，它能够使皮肤光滑，减少皱纹，消除色素斑点，对面部粉刺及皮肤粗糙有明显疗效。

➔ **强健脾胃：** 中医认为，薏米具有健脾、补肺、清热、利湿的作用，而且特别容易消化吸收，是很好的食疗食物，适合脾胃虚弱者食用，脾胃不好的人可以喝些薏米粥。

➔ **防治癌症：** 研究发现，薏米富含硒元素、薏苡仁酯，能有效抑制癌细胞的增殖，可用于胃癌、子宫颈癌的辅助食疗。

➔ **减肥功效：** 薏米含有的膳食纤维不但能够促进消化吸收，还可以令人产生饱腹感。

❌ **禁忌人群** 脾虚、便秘、汗少者及孕妇。

☺ 这样搭配最健康

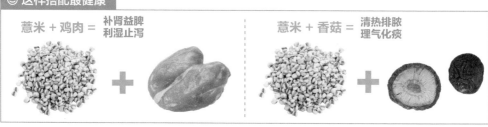

薏米 ＋ 鸡肉 ＝ 补肾益脾
利湿止泻

薏米 ＋ 香菇 ＝ 清热排脓
理气化痰

厨房小课堂

如何用薏米煮粥

薏米煮粥不好煮，煮薏米粥时，应该把薏米多泡几个小时，最好是泡隔夜。煮粥时，先用大火烧开放入薏米后再用小火慢熬，这样熬出的粥又香又糯，不易糊锅，特别好喝。还可以搭配些红豆、红枣、莲子等。

百合薏米汁

主料 薏米50克、百合20克。

配料 蜂蜜适量。

做法

1. 薏米提前5小时用水浸泡；百合洗净。

2. 捞出所有材料，一起放入榨汁机中，加清水至上下水位线之间，按键打成汁，可以加入蜂蜜调味。

功效解读 薏米具有健脾胃、清热润肺等功效。百合有润肺止咳，清热解毒，清心安神的功效。

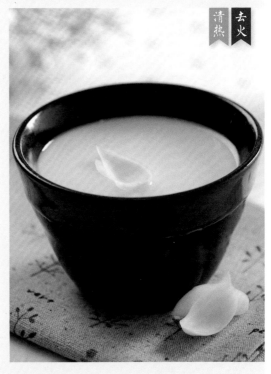

豆腐薏米粥

主料 豆腐80克、薏米100克。

配料 红枣、盐各适量。

做法

1. 薏米洗净；豆腐切块；红枣去核。

2. 将锅置武火上烧热，加入水烧沸，下入薏米，煮半小时，最后加入豆腐、红枣煮熟即成。

功效解读 此粥具有清热降火、防治便秘的功效，对于胃上火所引起的的口干舌燥、便秘有疗效。

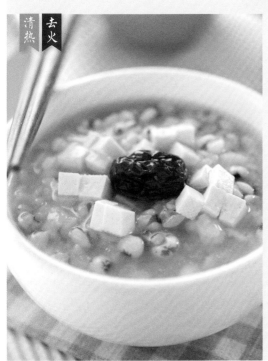

绿豆

**清热解毒
消暑利尿**

每日养生食用量： 50~80克

- **最佳食用月份**
7、8月

- **性味**
味甘，性寒

- **别名**
青小豆，菉豆

- **归经**
心、胃经

绿豆因其颜色青绿而得名，绿豆营养丰富，用途较多，素有"食中佳品，济世长谷"之称。绿豆汤更是夏季饮品中的上品，盛夏酷暑，人们喝些绿豆汤，甘凉可口，防暑消热。

🔍 清热去火功效

绿豆性寒，有清热解毒、消暑、利尿的作用，绿豆汤更是预防中暑，清热去火，解毒消肿的佳品。

🔍 其他养生功效

- **防治心脏病：** 绿豆中的多糖成分能增强血清脂蛋白酶的活性，使脂蛋白中甘油三酯水解达到降血脂的疗效，从而可以防治高血脂、冠心病、心

绞痛等。
- **抑制病毒：** 绿豆对葡萄球菌以及某些病毒有抑制作用，达到清热解毒的目的。
- **美容功效：** 绿豆中含有鞣质等抗菌成分，有局部止血和促进创面修复的作用，绿豆含有植物性SOD的良好原料，有抗衰老的功能。
- **保护肾脏：** 绿豆含丰富胰蛋白酶抑制剂，可减少蛋白分解，减少氮质血症，因而保护肾脏。

❌ **禁忌人群** 素体阳虚、脾胃虚寒、泄泻者。

😊 这样搭配最健康

绿豆 + 百合 = 清热止咳、滋阴润肺、解毒化痰

 +

绿豆 + 大米 = 利尿消炎清热解暑

 +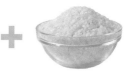

厨房小课堂

夏季三伏天适当喝绿豆汤

夏日炎炎，身体需水量大，可以饮用淡盐水或者绿豆汤，以此来平衡身体的水的供求。绿豆汤偏寒，可以生津止渴，降温去火。但是要注意，由于绿豆汤偏寒，寒性体质的朋友特别是女性，需要适量饮用。另外，绿豆汤同茶一样含有解毒成分，与药同饮会影响药效。

绿豆百合豆浆

主料　绿豆50克、百合30克。

配料　冰糖适量。

做法

1. 百合洗净；绿豆浸泡5小时。

2. 将以上材料一起加入豆浆机，并加入合适的清水，搅拌1分钟后加入冰糖调味即可。

功效解读　此豆浆具有消暑化湿，解表清热，适用于暑湿感冒。

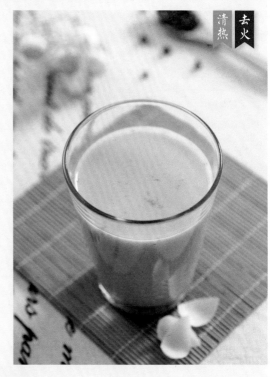

绿豆南瓜粥

主料　南瓜100克、绿豆40克、大米60克、枸杞子少许。

配料　盐少许。

做法

1. 大米淘洗干净；绿豆浸泡后再用清水冲洗干净；老南瓜削去表皮，洗净后切成方块备用。

2. 锅内注入清水适量，置大火煮沸，先下绿豆煮沸10分钟，再下大米，再沸后将南瓜块放入锅内，盖上盖，用小火煮沸约30分钟，至绿豆开花即成，加入盐、枸杞子即可。

功效解读　绿豆具有清热解暑功效，南瓜含有丰富的维生素。此粥可清热去火。

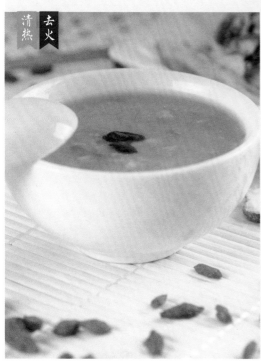

红豆

清热解毒
利尿消肿

每日养生食用量： 60克

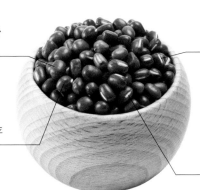

● **最佳食用月份**
一年四季

● **别名**
赤小豆、红小豆

● **性味**
味甘、酸，性平

● **归经**
心、小肠经

红豆也叫赤小豆，李时珍称其为"心之谷"，具有养血养心的功效。古往今来，用红豆制做红豆饭、红豆粥、豆沙包等主食，已成为经久不衰的饮食习惯。

🔍 清热去火功效

红豆味甘性平，具有清热解毒、利尿消肿、健脾益胃、通气除烦等功效，食用红豆能解心经之火，又可利湿热而解毒。

🔍 其他养生功效

➡ **解酒解毒：** 红豆有良好的利尿作用，能解酒、解毒，对心脏病和肾病、水肿均有益。

➡ **润肠通便：** 红豆含有较多的膳食纤维，具有良好的润肠通便功效，并可以降血压、降血脂、调节血糖、预防结石、健美减肥的作用。

➡ **促进胎儿健康发育：** 红豆是富含叶酸的食物，叶酸是孕早期保证胎儿健康发育所必需的B族维生素。

➡ **产后催乳：** 产妇、乳母多吃红豆有催乳的功效。

❌ **禁忌人群** 阴虚而无湿热者及小便清长者。

😊 这样搭配最健康

 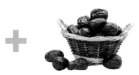

红豆 + 红枣 = 滋阴润肺
补血养颜

 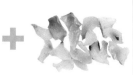

红豆 + 百合 = 清热除烦、补血
安神、生津益气

厨房小课堂

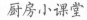

红豆常用偏方

红豆研成粉末，用冷水调敷患处治外伤血肿及扭伤；红豆同鲤鱼煮汤服食，利水消肿，治脚气甚效；红豆煮汤当茶饮，治水肿；红豆与大米煮粥食，可通乳；红豆微炒，水煎代茶随意饮服，治产后恶露不下，腹痛；红豆用水浸软，捣烂，用水或蜂蜜，调成膏状，外敷患处，治腮腺炎、热疖。

红豆玉米薏米粥

主料 薏米40克、大米60克、玉米粒、红豆各30克。

配料 盐适量。

做法

1. 大米、薏米、红豆均泡发洗净；玉米粒洗净。

2. 锅置火上，倒入适量清水，放入大米、薏米、红豆，以大火煮至开花，加入玉米粒煮至浓稠，调入盐拌匀即可。

功效解读 此粥有行气健胃，醒脾化湿，清热利水，消肿减肥的功效。

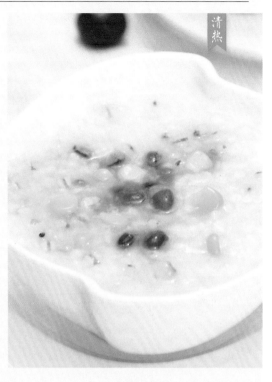

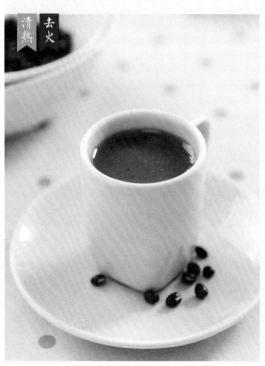

红豆紫米豆浆

主料 红豆60克、紫米50克。

配料 冰糖适量。

做法

1. 将紫米、红豆洗净，分别在水中浸泡8小时。

2. 将泡好的紫米和红豆放入豆浆机，加入清水，按下功能键。搅打完成后，加入冰糖即可食用。

功效解读 此豆浆有消食、止渴、生津的功效，红豆有利尿、降血压作用。

兔肉　鸭肉

鸭肉

滋阴养胃
清肺补血

每日养生食用量： 80~160克

● **最佳食用月份**
9、10月

● **性味**
味甘、咸，性凉

● **别名**
鹜肉、家凫肉

● **归经**
脾、胃、肺、肾经

无论是普通人家还是豪宅大院，鸭子都视为餐桌上的上乘肴馔，享有"京师美馔，莫妙于鸭"的美誉，民间更认为鸭是"补虚劳的圣药"。

🔍 清热去火功效

鸭肉性微寒，具有滋阴养胃、清肺补血、利水消肿的功效，适用于体内有热、上火的人食，可治疗阴虚失眠、肺热咳嗽、发热等症。

🔍 其他养生功效

➡️ **降低胆固醇：** 鸭肉中的各种脂肪酸的比例接近理想值，化学成分接近橄榄油，能有效降低胆固醇。

➡️ **保护心脏：** 鸭肉中含有丰富的烟酸，烟酸是构成人体内两种重要辅酶的成分之一，对心肌梗死等心脏疾病患者有很好的保护作用。

➡️ **防治炎症：** 鸭肉含有丰富的B族维生素和维生素E，能有效抵抗脚气病、神经炎等多种炎症。

✖️ 禁忌人群　腰疼、胃痛、腹泻、痛经、寒性体质者。

😊 这样搭配最健康

鸭肉 + 山药 = 滋补身体、益胃补精、降低胆固醇

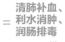

鸭肉 + 竹笋 = 清肺补血、利水消肿、润肠排毒

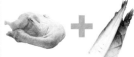

鸭肉 + 白菜 = 清热润肺、降低胆固醇

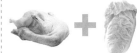

厨房小课堂

吃鸭子的注意事项

鸭子很好，尤其适合夏秋季节滋补身体，但吃鸭有很多注意的事项：感冒患者不宜食用鸭肉，否则可能会加重病情；慢性肠炎者要少吃，鸭肉味甘咸，吃了可能使肠炎病情加重；腹痛、腹泻、腰痛、痛经等症状的人也最好少吃鸭肉。

冬瓜鸭子汤

主料 鸭腿 1只、冬瓜 200克、枸杞子10克。

配料 蒜、姜、油、盐、胡椒、白糖各适量。

做法

1. 鸭腿洗净，剁小块；冬瓜洗净，去皮切块。

2. 锅中倒入油，烧热，再加入姜、蒜，加入鸭肉和适量水，大火煮开，小火慢炖25分钟，再放入冬瓜块，炖10分钟，汤汁略收，调味撒入枸杞子即可。

功效解读 鸭肉有滋阴养胃、利水消肿的功效。此菜夏天食用可防暑祛热。

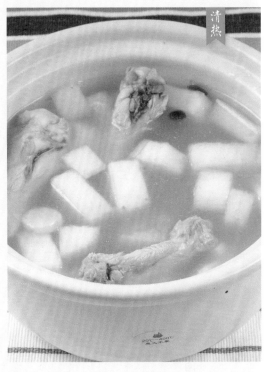

清热

去火

芡实莲须鸭汤

主料 芡实50克、莲须100克、龙骨10克、鸭肉500克、鲜莲子30克。

配料 盐适量。

做法

1. 将莲须、龙骨洗净放入棉布袋后，扎紧袋口。

2. 鸭肉放入沸水中氽烫，捞出；莲子、芡实洗净，沥干。

3. 将鸭肉、棉布袋、芡实、莲子放入锅中，加7碗水以大火煮开，转小火续炖40分钟，加盐调味即成。

功效解读 此汤具有补肾固精的功效，清肾虚之火，还可滋五脏之阴，清虚劳之热。

第三章 65种特效清热去火食物

兔肉

滋阴凉血
生津止渴

每日养生食用量： 80~150克

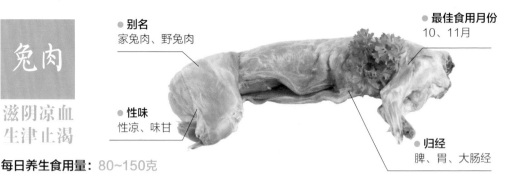

● **别名**
家兔肉、野兔肉

● **性味**
性凉、味甘

● **最佳食用月份**
10、11月

● **归经**
脾、胃、大肠经

美食家说"走兽莫如兔，飞禽莫如鸪"，兔肉质地细嫩，味道鲜美，被称为"保健肉"。兔肉中含胆固醇都很低，而含的脂肪多为不饱和脂肪酸，常吃兔肉，可强身健体。

🔍 清热去火功效

兔肉味甘性凉，具有滋阴凉血、生津止渴、补中益气、滋阴养颜、凉血解毒的功效，可用于病后体虚、阴虚上火等症。

🔍 其他养生功效

● **保护心血管：** 兔肉富含具健脑益智功效的卵磷脂，卵磷脂还可抑制血小板凝聚和防治血栓形成，保护血管壁、防止动脉硬化，是心血管疾病患者的理想食品。

● **益于健康恢复：** 兔肉富含烟酸，烟酸有助于酶的催化作用，参与体内蛋白质、脂肪和糖类的消化和吸收，利于儿童、老弱病残者的健康恢复。

● **美容作用：** 兔肉有"美容肉"之称，经常食用，可促使人体发育匀称，皮肤细腻健康。

● **延年益寿：** 兔肉中含有多种维生素、8种人体所必需的氨基酸，常食兔肉可以防止有害物质沉积，能够延年益寿。

😊 这样搭配最健康

兔肉 + 枸杞子 = 清肝去火 滋阴补肾

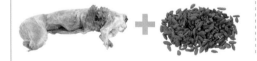

兔肉 + 玉兰花 = 滋阴养气 清热凉血

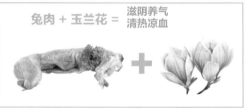

✕ 禁忌人群　四肢怕冷、身体阳虚及怀孕女性。

厨房小课堂

烹制兔肉的建议

一岁的兔肉最好选择煎、炒、蒸，超过一岁的兔肉适合红烧、红焖、清炖。烹调兔肉前要用凉水将兔肉冲洗干净，并应将其生殖器官、排泄器官及各种腺体和整条脊骨起出。烹制时要稍微多放油，因兔肉瘦多肥少。选用配料时，不宜选用炮姜、附子、肉桂等燥热性的，而是选用海带、海蜇、枸杞等温凉性的。

红枣炖兔肉

主料 兔肉250克、红枣50克、胡萝卜50克。

配料 姜块、香叶、盐各适量。

做法

1. 将兔肉洗净后，切成片；红枣洗净、去核。

2. 锅置火上，放入少许油，待油烧热后，投入姜块、香叶，倒入水后加入兔肉，待煸炒至半熟时，再放入红枣，炖30分钟即可。

功效解读 兔肉具有滋阴凉血、生津止渴、补中益气的功效，可以清肺虚之火。

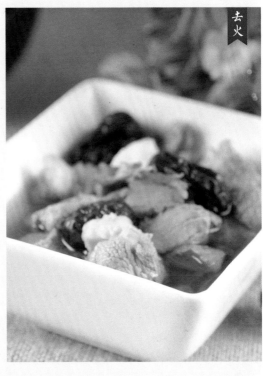

去火

灵芝兔肉汤

主料 灵芝8克、红枣10颗、兔肉250克。

配料 盐适量。

做法

1. 将红枣浸软，去核，洗净；灵芝洗净，用清水浸泡2小时，取出切小块。

2. 将兔肉洗净，汆水，切小块；将红枣、灵芝、兔肉放入砂煲内，加适量清水，大火煮沸后，改小火煲2小时，加盐调味即可。

功效解读 此汤具有滋阴养血、补肝益肾、乌发等功效，能清除脏腑虚火。

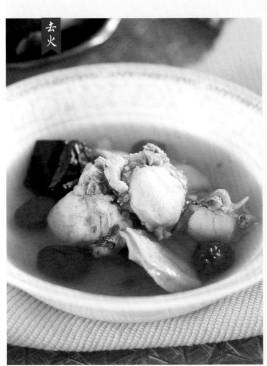

去火

第三章 去火食物 65种特效清热

135

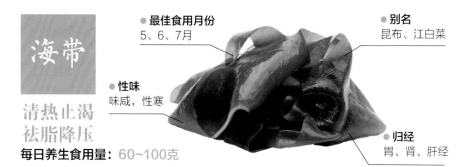

海带

清热止渴
祛脂降压

每日养生食用量： 60~100克

- **最佳食用月份**
  5、6、7月
- **性味**
  味咸，性寒
- **别名**
  昆布、江白菜
- **归经**
  胃、肾、肝经

海带在中药里叫昆布，海藻食物，含有丰富的碘，有"海上之蔬"、"含碘冠军"的美誉。海带有清热止渴、通行利水、祛脂降压、美容、美发、瘦身等很多食疗保健作用。

海参 紫菜 海带

田螺 牡蛎 螃蟹

清热去火功效

海带味咸性寒，具有软坚化痰、清热止渴、通行利水、祛脂降压等功效。

其他养生功效

➡ **利尿消肿：** 现代科学研究证明，海带上那层白霜似的白粉——甘露醇，具有降低血压、利尿消肿的作用。

✕ **禁忌人群** 脾胃虚寒者、肠胃炎患者。

☺ **这样搭配最健康**

海带 + 芝麻 = **清热润肠 延缓衰老**

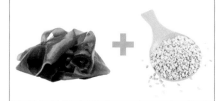

清热去火的美味佳肴

凉拌海带丝

清热

主料 水发海带350克、胡萝卜1根、洋葱20克。

调料 大蒜、花椒油、香油、盐、白糖、醋各适量。

做法

1. 海带洗净切丝；胡萝卜洗净去皮，切丝；洋葱洗净切丝；大蒜去皮，捣成蒜泥。
2. 将海带丝、胡萝卜丝、洋葱丝放入容器中，加入蒜泥、香油、花椒油、白糖、醋、盐拌匀即可。

功效解读 胡萝卜富含维生素A，海带性寒，有清热消痰、泄热利水、祛脂降压的功效。

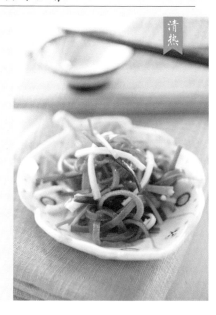

紫菜

**清热利水
化痰软坚**

每日养生食用量：干品15克

● **最佳食用月份**
一年四季

● **性味**
味甘、咸，性凉

● **别名**
膜菜、紫瑛

● **归经**
肺、肾经

　　紫菜是海生红藻类食物，生长在浅海的岩礁上，因其鲜时为青绿色，干后变为紫色，因此得名紫菜。紫菜营养丰富，还具有清热利水、补肾养心的功效。

🔍 清热去火功效

　　紫菜味甘咸性寒，具有清热利水、补肾养心的功效，吃紫菜能够清热去心火。

🔍 其他养生功效

➡ **抗辐射：**紫菜含有硒，硒元素是一种重要的微量元素，能抗辐射、抗氧化，还能增强机体免疫功能，可提高人体对抗辐射的能力。

⊗ **禁忌人群** **脾胃虚寒、消化不良、腹泻、便溏者。**

☺ 这样搭配最健康

紫菜 + 白萝卜 = **清热利尿
清火开胃**

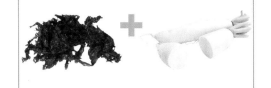

清热去火的美味佳肴

紫菜蛋花汤

清热

主料　紫菜25克、鸡蛋2个。

调料　葱花、生抽、盐、味精、香油、香菜碎各适量。

做法

1. 紫菜撕成小片；鸡蛋打散。
2. 锅中油热，下葱花炒香，加生抽、盐炒匀，倒入清水大火烧开后，煮两分钟，加入紫菜，保持大火，淋入蛋液，沸腾后即关火，加入少许味精、香油、香菜碎，出锅即可。

功效解读　紫菜有清热利水的功效。

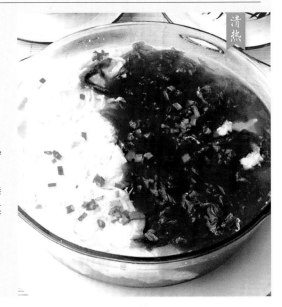

137

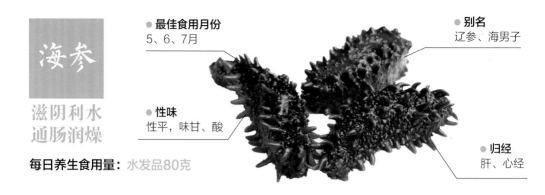

海参

滋阴利水
通肠润燥

每日养生食用量： 水发品80克

● **最佳食用月份**
5、6、7月

● **性味**
性平，味甘、酸

● **别名**
辽参、海男子

● **归经**
肝、心经

在古代海参就被中医认为是"药食同源，阴阳双补"的名贵滋补食品，在中国饮食文化中久负盛名，自古以来就是宴席上的佳肴珍品，因补益作用类似人参而得名。

🔍 清热去火功效

海参有补肾益精、滋阴利水、通肠润燥、养血益气的功效，适用于肺热咳嗽、肾精亏虚、阳痿遗精、腰酸乏力等症状。

🔍 其他养生功效

→ **提高免疫力：** 研究发现，海参中含有多种活性物质，如酸性多糖、多肽等，能大大提高人体免疫力，有效抵抗各种疾病的侵袭。

→ **延缓衰老：** 海参富含矿物质、蛋白质、维生素等几十种天然珍贵活性物质，其中酸性黏多糖和软骨素具有明显降低心脏组织中脂褐素、皮肤脯氨酸的数量的功效，有延续衰老的作用。

→ **健脑益智：** 海参中含有两种ω-多不饱和脂肪酸——EPA和DHA，这两种物质能健脑益智。

→ **滋阴壮阳：** 海参中富含精氨酸、锌，这两种物质具有滋阴壮阳的功效。

✖ **禁忌人群** 急性肠炎、感冒、咳痰、大便溏薄患者。

☺ 这样搭配最健康

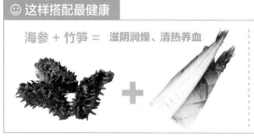

海参 + 竹笋 = 滋阴润燥、清热养血

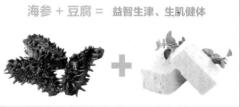

海参 + 豆腐 = 益智生津、生肌健体

厨房小课堂

如何泡发海参

用淘米水将海参浸泡1天，然后捞至干净的铝锅内加水煮20分钟左右，再捞至开水中泡两小时，如变软，可剖开腹腔，除去内脏和沙子，洗净即可。发好的海参不能久存，最好不超过3天，存放期间用凉水浸泡，每天换水2~3次，不要沾油。

苁蓉海参鸽蛋

主料 海参200克、苁蓉30克、鸽子蛋50克。

配料 猪油、植物油、白糖、料酒、盐、清汤、味精、生抽各适量。

做法

1. 海参煮透后捞出沥干水分。

2. 将猪油烧至六成熟时放入鸽子蛋,炸至金黄捞出备用。

3. 锅中放入油,烧热后加料酒、生抽、白糖、清汤、苁蓉、鸽子蛋、海参,烧开后微火煨3分钟,加盐和味精调味,用中火烧透收汁即可。

功效解读 海参与苁蓉搭配可益气补肾,清肾虚之火。

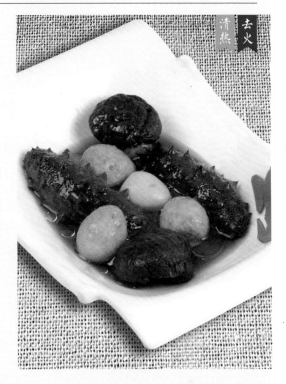

海参蒸饺

主料 水发海参100克、大葱30克、白菜50克、面粉150克。

配料 植物油、盐、酱油、鸡精各适量。

做法

1. 将水发海参切碎;大葱、白菜洗净,剁碎。

2. 将以上材料加盐、酱油、鸡精、植物油搅拌均匀;再将面粉和好,制作成饺子皮,包成蒸饺,上蒸锅蒸30分钟即可。

功效解读 海参蒸饺具有润燥通便、滋阴养血、养颜润肤等功效。

螃蟹

清热解毒
活血祛痰

每日养生食用量： 2、3个

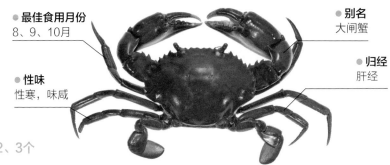

● **最佳食用月份**
8、9、10月

● **性味**
性寒，味咸

● **别名**
大闸蟹

● **归经**
肝经

　　螃蟹是公认的食中珍馐美味，不但味道奇美，而且营养丰富，对滋补身体很有益处。民谚有"螃蟹上桌百味淡"，宋代文豪苏东坡也说 "不到庐山辜负目，不食螃蟹辜负腹。"

🔍 **清热去火功效**

　　螃蟹味咸性寒，有清热解毒、活血祛痰、滋肝阴的功效，吃螃蟹有助降火气。

🔍 **其他养生功效**

➲ **补充营养：** 螃蟹含有丰富的蛋白质及微量元素，对身体有很好的滋补作用。

✕ **禁忌人群** 孕妇、脾胃虚寒、腹泻、过敏体质及肝病、慢性胃炎患者。

☺ **这样搭配最健康**

螃蟹 + 黄酒 = 寒热互补、活血暖胃、滋肝利湿

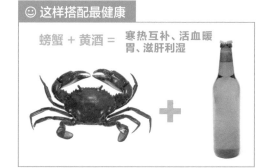

清热去火的美味佳肴

清蒸螃蟹

清热

主料 螃蟹5个。

调料 黄酒、姜末、蒜末、麻油、香醋、酱油、白糖、味精各适量。

做法

1. 将螃蟹用清水流净，放在盛器里；将姜末蒜末，放在小碗内，加熬熟的酱油、白糖、味精、黄酒、麻油搅和。

2. 将螃蟹上笼，用火蒸20分钟至蟹壳呈鲜红色，蟹肉蒸熟时取出。上桌时随带麻油和醋调味。

功效解读 螃蟹性寒，有活血行淤、清热解毒的功效，醋可以促进开胃消食。

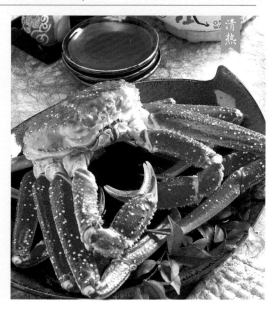

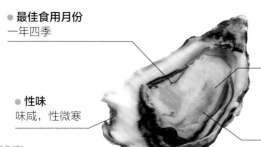

牡蛎

清热益阴
敛阴潜阳

每日养生食用量： 50克

- **最佳食用月份**
  一年四季

- **性味**
  味咸，性微寒

- **别名**
  海蛎子、生蚝

- **归经**
  肝、胆、肾经

牡蛎虽然外表丑陋，但肉质肥美爽滑，营养丰富，西方人称之"海底牛奶"。
男人吃了牡蛎，补肾壮阳，强身健体；女人吃了牡蛎，润肤养血，滋阴养颜。

🔍 清热去火功效

牡蛎性寒，有收敛固涩、清热益阴、敛阴潜阳的功效，可清阴虚之火。

🔍 其他养生功效

→ **预防动脉硬化：** 牡蛎中含有多种优良的氨基酸，这些氨基酸具有解毒的功效，可以除去体内的有毒物质。其中的氨基乙磺酸又有降低血胆固醇浓度的作用，所以吃牡蛎可预防动脉硬化。

❌ **禁忌人群** 脾胃虚寒、滑精、慢性腹泻、便溏、慢性皮肤病患者。

☺ 这样搭配最健康

牡蛎 + 豆腐 = 益智健脑、清热解毒、滋润肌肤

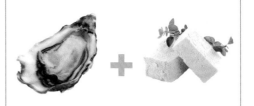

清热去火的美味佳肴

牡蛎煎蛋

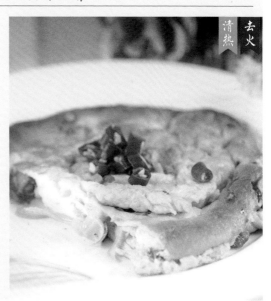

清热　去火

主料 牡蛎100克、鸡蛋4个、红辣椒碎少许。

调料 植物油、盐、葱花、胡椒粉各适量。

做法

1. 牡蛎用水洗净；鸡蛋磕入碗中打散，加入葱花、牡蛎、胡椒粉。
2. 锅里放适量的油，倒入混合牡蛎的鸡蛋液，翻炒至熟撒上红辣椒碎即可。

功效解读 此菜具有滋阴润肺、清热解毒、补钙、补铁等功效。

田螺

清热止渴
利尿通淋

每日养生食用量： 50克

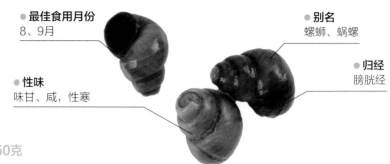

- **最佳食用月份**
  8、9月

- **性味**
  味甘、咸，性寒

- **别名**
  螺蛳、蜗螺

- **归经**
  膀胱经

　　田螺营养丰富，素有"盘中珍珠"的美誉。俗话说"三月田螺满肚仔，入秋田螺最肥美"，每年中秋前后，是人们开始品尝别有风味、肉质嫩滑的田螺肉的最好时节。

🔍 清热去火功效

　　田螺味甘咸、性凉，具有清热止渴、利尿通淋、明目等功效，适用于目赤痛、尿黄、痔疮等上火症状。

🔍 其他养生功效

→ **补血强筋骨：** 田螺富含铁和钙，铁是造血的必要成分，钙是骨骼发育的必需元素。

✖ 禁忌人群 感冒、腹泻及过敏体质者。

☺ 这样搭配最健康

田螺 + 葡萄酒 = **清心祛火
清肝明目**

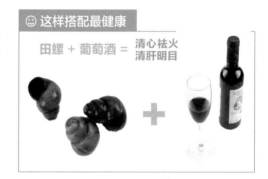

清热去火的美味佳肴

田螺芹菜粥

清热 去火

主料 大米80克、田螺30克、咸鸭蛋1个、芹菜30克。

调料 盐、料酒、香油、胡椒粉、葱花各适量。

做法

1. 大米洗净备用；田螺洗净炒后备用；咸鸭蛋切小块；芹菜切末。

2. 锅中注入适量清水，加入咸鸭蛋、芹菜、田螺、大米，同煮粥。粥将熟时加入调料稍煮即可。

功效解读 此粥可以清除胃热，缓解小便赤黄的症状。

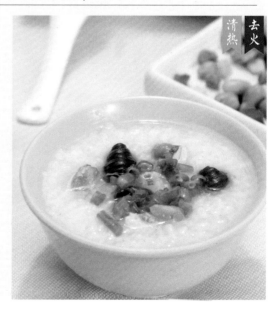

白果

敛气止咳
止泻解毒

每日养生食用量：3~6个

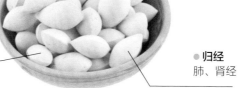

● 最佳食用月份
9、10月

● 性味
味甘、苦、涩，性平

● 别名
银杏子、公孙树子

● 归经
肺、肾经

白果也就是银杏果，经常食用，可以滋阴养颜、延缓衰老，扩张微血管，促进血液循环，使人面部肌肤红润，有延年益寿的功效，但白果有小毒，生吃每次不宜多。

🔍 清热去火功效

白果能敛肺气、定痰喘、止泻泄、解毒的功效，对感冒咳嗽发热有很好的疗效。

🔍 其他养生功效

➡ **抗菌作用：**白果含有的白果酸、白果酚，经实验证明有抑菌和杀菌作用，可用于治疗呼吸道感染性疾病。其中对结核杆菌作用极为显著。

✖ 禁忌人群 实邪者忌服。

> **😊 这样搭配最健康**
>
> 白果 + 乌鸡 = **益肾填精**
> **止咳化痰**
>
>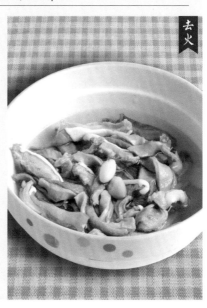

清热去火的美味佳肴

白果猪肚汤

去火

主料 猪肚200克、芡实50克、白果20粒、玉竹15克。

调料 白胡椒粉、盐、淀粉各适量。

做法

1. 猪肚洗净，汆水3分钟后，切宽丝；白果先拍碎去壳，再泡热水去皮；芡实、玉竹洗净。

2. 煮沸清水，放入猪肚、芡实和玉竹，武火煮沸转文火煲40分钟，放入白果，再煲半小时，下盐、白胡椒粉调味，淀粉勾芡即可。

功效解读 此汤健脾开胃、滋阴补肾，可以清虚火。

清热去火的其他食品

● 豆腐
● 蜂蜜
● 白果

● 豆浆
● 红薯
● 甘蔗

● 牛奶

蜂蜜

补中润燥 润肠通便

每日养生食用量： 20毫升

● **最佳食用月份**
3、4月

● **别名**
石蜜、石饴

● **归经**
脾、肺、大肠经

● **性味**
味甘，性平

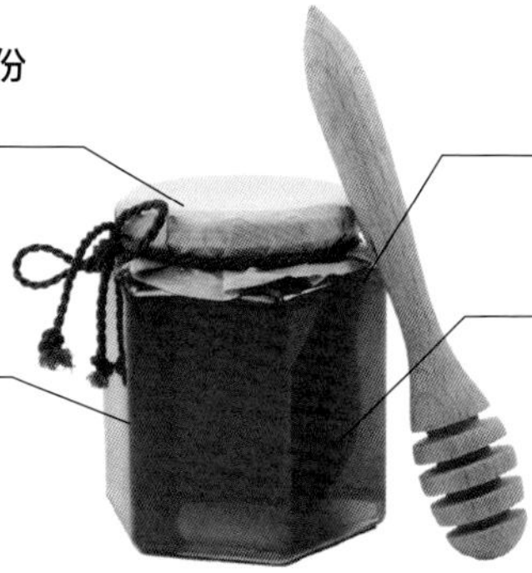

蜂蜜是蜜蜂采集植物的花蜜及分泌物，有很高的保健价值，苏东坡说得好“蜜中有药治百病”，唐朝名医大家孙思邈以蜂蜜酿酒健身治病，面如花红，年过百岁。

清热去火功效

蜂蜜味甘性平，有补中润燥、止痛、解毒的功效，适用于体虚、肺燥咳嗽、肠燥便秘、口疮等上火症状。

其他养生功效

调节肠胃： 研究证明，蜂蜜对胃肠功能有调节作用，可使胃酸分泌正常，还有增强肠蠕动的作用，缩短排便时间。

禁忌人群 **糖尿病患者、脾虚、泻泄、脘腹胀满、苔厚腻者。**

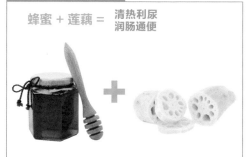

这样搭配最健康

蜂蜜 + 莲藕 = 清热利尿 润肠通便

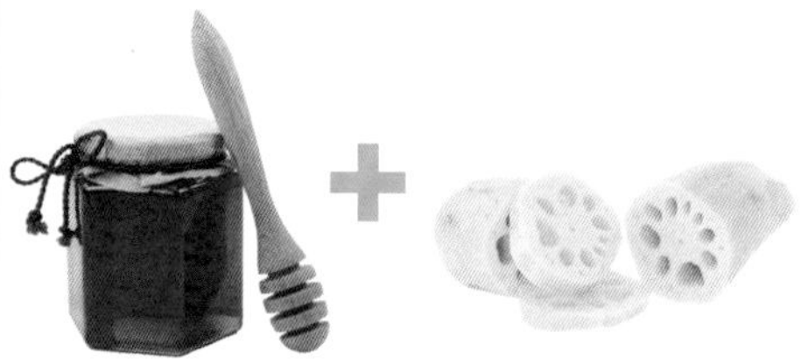

清热去火的美味佳肴

蜂蜜雪梨茶

主料 雪梨1个、生姜20克、蜂蜜25克。

做法 雪梨去核和心，洗净切块，生姜洗净去皮切块，二者与蜂蜜一起放入炖盅内，加少许开水，置锅内用文火隔开水炖半小时左右，即可食用。

功效解读 蜂蜜有补中、润燥、解毒之功效，雪梨有生津润燥，润肌白肤，清热化痰之功效。另外，此茶还可以健美容颜、益寿延年。

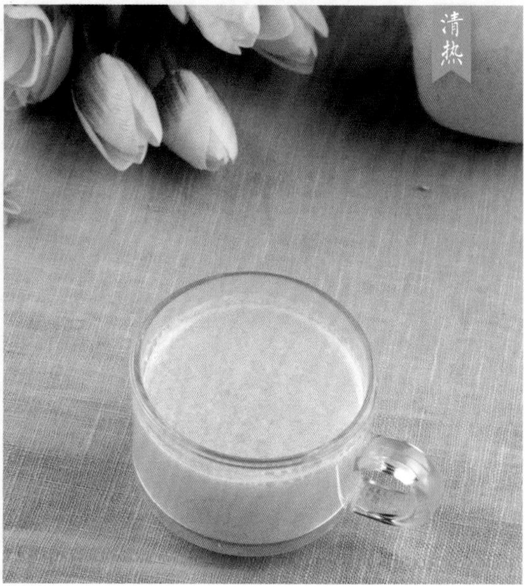

豆腐

清热润燥
生津止渴

每日养生食用量： 75~150克

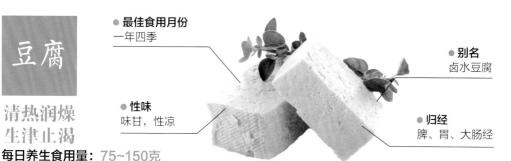

● **最佳食用月份**
一年四季

● **别名**
卤水豆腐

● **性味**
味甘，性凉

● **归经**
脾、胃、大肠经

豆腐是中华民族特有的美食，有高蛋白，低脂肪的特点，能够降血压，降血脂，降胆固醇。豆腐是生熟皆可，老幼皆宜，物美价廉、益寿延年的美食佳品。

清热去火功效

豆腐为补益清热养生食品，常食可补中益气、清热润燥、生津止渴、清洁肠胃，吃豆腐可以预防痰热咳嗽、上火发热。

其他养生功效

⇨ **防治骨质疏松：** 豆腐含有丰富的植物雌激素，对防治骨质疏松症有良好的作用。

⊗ **禁忌人群 脾胃虚寒、痛风、腹泻便溏者。**

☺ 这样搭配最健康

豆腐 + 海带 = 清热解毒、利尿排毒、清洁肠胃

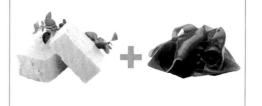

清热去火的美味佳肴

小白菜炖豆腐

清热 去火

主料 豆腐1块、小白菜150克。

调料 食用油、花椒粉、大蒜、香油、盐各适量。

做法

1. 豆腐洗净后切方块备用；小白菜摘洗干净，切段。

2. 锅内，加适量食用油，将花椒粉、大蒜末爆香，放适量清水烧开，再将豆腐块、小白菜放入锅中煮15分钟即可。

功效解读 此菜具有开胃消食、清热润燥、生津止渴、清洁肠胃的功效。

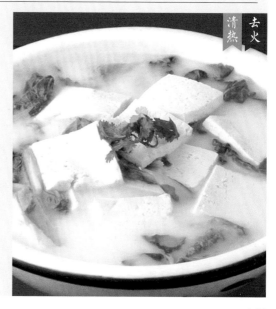

甘蔗

清热解毒
滋阴润燥

每日养生食用量： 100~150克

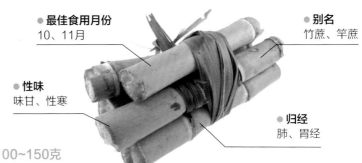

- **最佳食用月份**
  10、11月
- **性味**
  味甘、性寒
- **别名**
  竹蔗、竿蔗
- **归经**
  肺、胃经

甘蔗有"天然复脉汤"、"脾果"的美称，是能清、能润，甘凉滋养的食疗佳品，唐代诗人王维还曾经称赞甘蔗"饮食不须愁内热，大官还有蔗浆寒。"

清热去火功效

甘蔗具有清热解毒、生津止渴、和胃止呕、滋阴润燥等功效，中医认为蔗浆甘寒，能泻火热。

其他养生功效

清洁口腔： 咀嚼甘蔗，能提高牙齿的自洁和抗龋能力，还能锻炼面部肌肉。另外，有口臭、口腔发炎的人，含漱甘蔗汁后吞下，可以清除异味、缓解疼痛。

禁忌人群 脾胃虚寒、胃腹寒疼者。

这样搭配最健康

甘蔗 + 梨 = 清热利尿、生津止渴、止咳化痰

清热去火的美味佳肴

甘蔗红茶

主料 甘蔗300克、红茶5克、枸杞子适量。

做法

1. 甘蔗去皮切小块，枸杞子洗净，一起加入榨汁机，放入适量水，榨汁过滤，取汁液备用。
2. 红茶用沸水冲泡，最后和甘蔗汁一起混合即可。

功效解读 此茶具有降血压、整肠通便、消热解毒的功效。

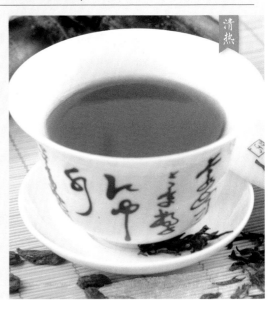

清热

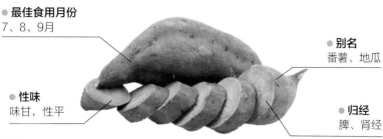

红薯

**生津止渴
宽肠通便**

每日养生食用量： 100克

● **最佳食用月份**
7、8、9月

● **性味**
味甘，性平

● **别名**
番薯、地瓜

● **归经**
脾、肾经

　　红薯又名山芋、地瓜，富含淀粉、纤维素、蛋白质、果胶、氨基酸、维生素及多种矿物质，有"长寿食品"的美誉，能补中和血、益气生津、宽肠养胃、预防便秘。

🔍 **清热去火功效**

　　红薯具有补脾益气、宽肠通便、生津止渴等功效，吃红薯可以防治疮疡肿毒、肠燥便秘等上火症状。

🔍 **其他养生功效**

➡ **抗癌作用：** 红薯含有具抗癌作用的营养物质β－胡萝卜素、维生素C和叶酸，而且三者含量都比较丰富。

➡ **调节血糖：** 红薯中的硒元素可起到辅助调节血糖的作用。

✖ **禁忌人群** 胃病、腹泻、糖尿病患者。

😊 **这样搭配最健康**

红薯 + 玉米 = **清热利尿、润肠通便、减肥瘦身**

清热去火的美味佳肴

红薯豆浆

主料 红薯1个、黄豆60克。

调料 冰糖适量。

做法

1. 将黄豆浸泡8小时；将红薯洗净、去皮，削成小块。

2. 将所有的食材一起放入豆浆机内，加水，开机搅拌，根据自己的口味添加冰糖，即可饮用。

功效解读 红薯中含有人体所需的多种营养物质，且热量较低，能够保护心脏、维持血压正常，同时，还具有润肠通便、生津止渴等功效。

清热

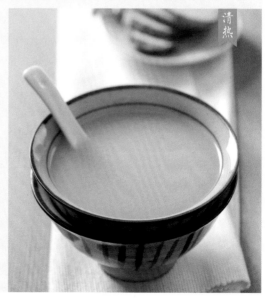

豆浆

**补虚润燥
清肺化痰**

每日养生食用量： 250毫升

- **最佳食用月份**
  一年四季
- **别名**
  豆腐浆
- **性味**
  性平，味甘
- **归经**
  肠、胃经

在中国人们四季都喜欢喝新鲜的豆浆。春秋饮豆浆，滋阴润燥，调和阴阳；夏饮豆浆，消热防暑，生津解渴；冬饮豆浆，祛寒暖胃，滋养进补。

🔍 清热去火功效

豆浆味甘性平，有健脾养胃、补虚润燥、清肺化痰、通淋利尿、润肤美容之功效。

🔍 其他养生功效

➡ **防治糖尿病：** 豆浆含有大量纤维素，能有效地阻止糖的过量吸收，减少糖分，因此可以预防糖尿病。

❌ **禁忌人群** **脾虚、腹泻、胃寒、胃溃疡、肾结石患者。**

😊 这样搭配最健康

豆浆 + 枸杞子 = **滋补肝肾、益精明目、增强免疫能力**

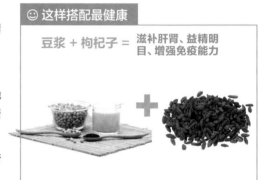

清热去火的美味佳肴

绿豆豆浆

主料 黄豆50克、绿豆30克、桑叶、百合各20克。

做法

1. 黄豆、绿豆泡好备用；桑叶、百合清洗干净备用。
2. 将上述食材放入豆浆机，加适量水打制成豆浆即可。

功效解读 绿豆有清热解暑、止渴利尿、解毒的功效；桑叶有抗炎、利尿的功能；百合能安神清肺。三者合用有清肺止咳、清心安神的作用。

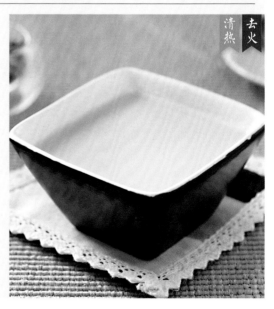

清热 去火

牛奶

生津止渴
清热通便

每日养生食用量： 250毫升

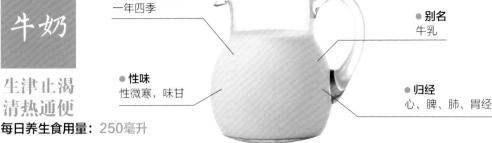

● **最佳食用月份**
一年四季

● **别名**
牛乳

● **性味**
性微寒，味甘

● **归经**
心、脾、肺、胃经

　　牛吃的是绿油油的草，挤出的是雪白滑润的奶汁，香浓美味的牛奶不仅味道绝妙，更为人们提供多种营养物质，还有生津止渴、滋润肠道、清热通便的功效。

🔍 清热去火功效

　　牛奶性微寒，具有生津止渴、滋润肠道、清热通便、补虚健脾等功效，喝牛奶可以清除胃火。

🔍 其他养生功效

➡ **防癌抗癌：** 牛奶含有维生素、钙、乳铁蛋白、共轭亚油酸等多种抗癌因子，有很好的抗癌、防癌作用。

❌ **禁忌人群** **脾胃虚寒、缺铁性贫血、胆囊炎、乳糖酸缺乏症、胰腺炎患者。**

☺ 这样搭配最健康

牛奶 + 木瓜 = **清热止渴、润肠通便、补血养颜**

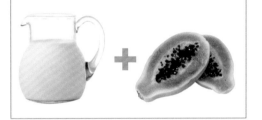

清热去火的美味佳肴

石斛黄连牛奶

主料 石斛10克、黄连3克、陈皮3克、蜂蜜10克、牛奶100毫升。

做法 将石斛、黄连、陈皮洗净一起放入沙锅，加适量水，用大火煮沸后，改用中火再煮15分钟，取渣留汁，调入煮沸的牛奶，待温后调入蜂蜜即成。

用法 早晚分服。

功效解读 石斛具有"补中有清，清中有补"的特点，即便长期服用也不会伤害患者的脾胃，是一个非常好的滋阴药；黄连味苦，性寒，具有泻心火、解毒等作用。与牛奶搭配食用，可起到滋养胃阴，清胃泄火的作用。可用于治疗阴虚胃热型胃炎。

首乌柏仁牛奶粥

主料 何首乌30、大米500克、牛奶60克、柏子仁10克、冰糖15克。

做法

1. 将何首乌洗净，浸润，切片；柏子仁吸去油脂；大米洗净备用。

2. 将何首乌、柏子仁、大米、牛奶放入锅内，加清水200克，置武火上烧沸，改用文火煮30分钟，加入冰糖即成。

用法 早餐食用。

功效解读 清热润肠，解疮毒。适用于肠燥便秘，疮疖等症患者。

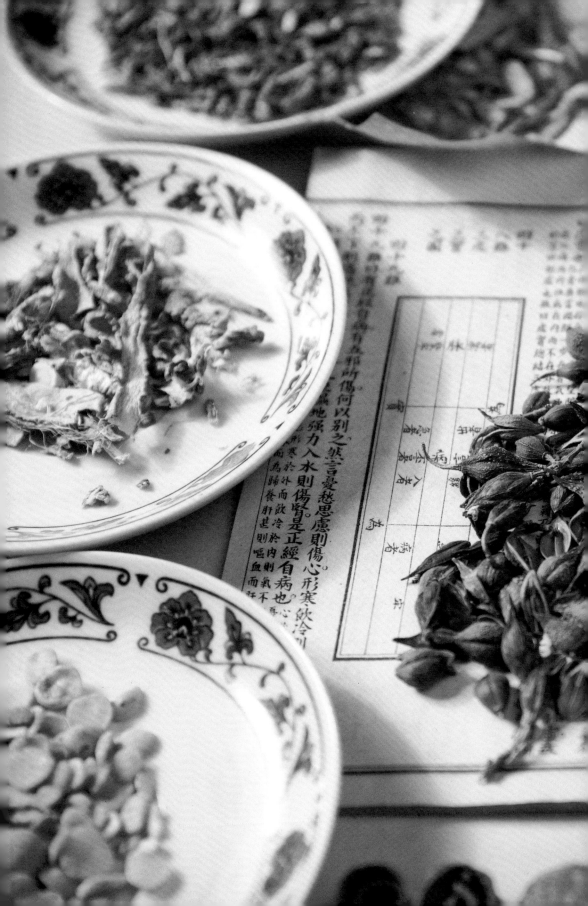

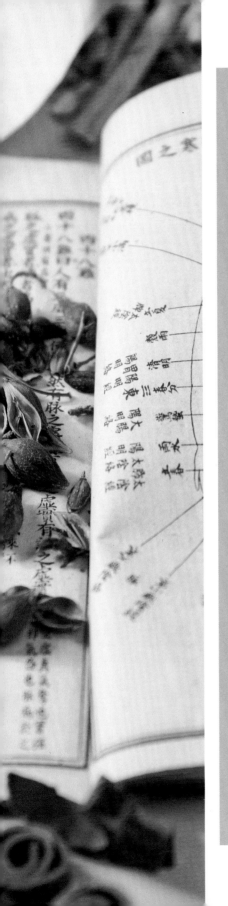

第四章

36味常见清热去火中药

本草祛病除邪，无损养生正道

从神农尝百草的那一天起，中草药就开始在人类历史文化的星河中渐渐闪亮，历经数千年相传积累，其日益璀璨的光华早已普照了九州华夏大地。中药从治未病的预防保健到治疗已病的各种疑难杂症，总有神奇独到之处。所说的清热去火虽然只是一个中医对症祛病的名词，却囊括了几十味之多的中药，因此用药之前须了解每一味中药其内在的药性特点及用法。

金银花

宣散风热
清解血毒

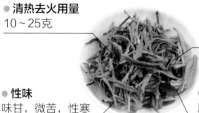

● **清热去火用量**
10~25克

● **选购**
以花蕾未开放，色黄肥大者为佳

● **性味**
味甘，微苦，性寒

● **归经**
肺、胃、心、大肠经

药用功效 清热解毒、疏散风热、疏利咽喉、消暑除烦。可治疗暑热症、泻痢、流感、急慢性扁桃体炎、牙周炎等病。

使用禁忌 脾胃虚弱者不宜常用。

清热去火良方

金银花豆浆

材料 金银花10克、黄豆60克。

做法 黄豆洗净泡发；金银花洗净。将上述食材放入豆浆机，加水煮至豆浆机提示豆浆做好即可。

功效解读 清热明目，抗炎解毒，是盛夏消暑、防治口腔上火的佳饮。

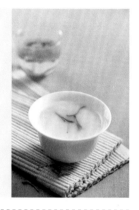

板蓝根

利咽清喉
凉血解毒

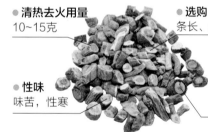

● **清热去火用量**
10~15克

● **选购**
条长、粗大、体实者为佳

● **性味**
味苦，性寒

● **归经**
心、胃经

药用功效 清热解毒，凉血，利咽，主要用于温热病发热，头痛，喉痛等。

使用禁忌 体虚而无实火者慎服。

清热去火良方

板蓝根丝瓜汤

材料 板蓝根25克、丝瓜200克、盐适量。

做法 将板蓝根洗净；丝瓜洗净，连皮切片，备用。砂锅内加水适量，放入板蓝根、丝瓜片，大火烧沸，再改用小火煮15分钟至熟，去渣，加入盐调味即可。

功效解读 清热解毒、泻火明目，可以防治感冒、流感。

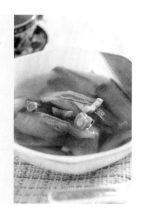

蒲公英

清热解毒
消痈散结

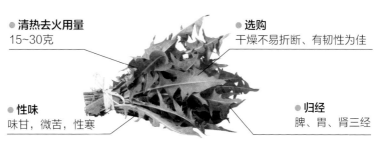

● **清热去火用量**
15~30克

● **选购**
干燥不易折断、有韧性为佳

● **性味**
味甘，微苦，性寒

● **归经**
脾、胃、肾三经

药用功效 清热解毒，消痈散结。用于上呼吸道感染，眼结膜炎，流行性腮腺炎，泌尿感染、感冒发热等。

使用禁忌 阳虚外寒、脾胃虚弱者忌用。

清热去火良方

蒲公英粥

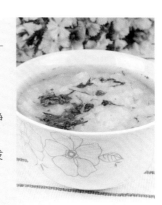

材料 大米50克、蒲公英15克。

做法 大米淘洗干净，锅中水烧沸，加入大米煮熟后，放入洗净的蒲公英，再煮沸即可。

功效解读 清热利湿，利胆退黄。可用于外感风寒，肝炎，小便发黄等。

冬凌草

清热健胃
清咽利喉

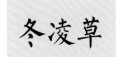

● **清热去火用量**
5~15克

● **选购**
干燥有韧性为佳

● **性味**
味苦、甘，性微寒

● **归经**
肺经

药用功效 清热解毒、消炎止痛、健胃活血，常用于咽喉肿痛、扁桃体炎、感冒等。
使用禁忌 腹痛腹泻、身体虚寒者不宜用。

清热去火良方

冬凌草茶

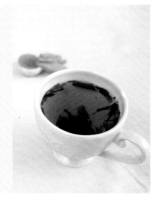

材料 冬凌草5克。

做法 先将冬凌草用清水略洗，加入200毫升的沸水，闷泡5分钟，即可饮用。

功效解读 冬凌草茶具有明显的清咽润喉功效，可预防慢性咽炎、咳嗽等。

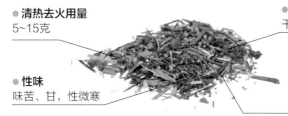

莲子芯　栀子　夏枯草

麦冬　胖大海　天门冬

芦根　杏仁

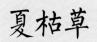

夏枯草

**清泻肝火
清热解毒**

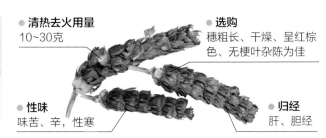

● **清热去火用量**
10~30克

● **选购**
穗粗长、干燥、呈红棕色、无梗叶杂陈为佳

● **性味**
味苦、辛，性寒

● **归经**
肝、胆经

药用功效　清泻肝火、清热解毒、散结消肿、祛痰止咳，适用于淋巴结核、乳痈、甲状腺肿、头目眩晕、血崩带下等。

使用禁忌　体质虚寒者少食，脾胃气虚者慎服。

清热去火良方

夏枯草茶

材料　夏枯草20克、冰糖适量。

做法　将夏枯草洗净，放置砂锅内，加水适量，文火煮30分钟，煎取汤汁，最后加入冰糖调味食用。

功效解读　清肝泻火，利胆退黄。适用于面目皆黄，胁肋胀痛，胃腹胀满，小便短黄等。

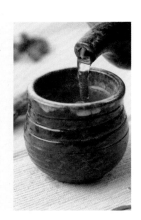

栀子

**泻火除烦
清热利湿**

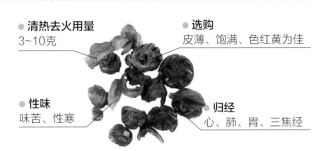

● **清热去火用量**
3~10克

● **选购**
皮薄、饱满、色红黄为佳

● **性味**
味苦、性寒

● **归经**
心、肺、胃、三焦经

药用功效　泻火除烦、清热利湿、凉血解毒，主治热病心烦、小便短赤、痈肿疮毒等病症。

使用禁忌　脾胃虚寒，便溏食少者忌用。

清热去火良方

栀子金银花茶

材料　栀子仁5克、金银花3克、山楂适量。

做法　将栀子仁、金银花、山楂干洗净，放入茶杯中，像泡茶一样冲泡即可。

功效解读　此茶有清热泻火的作用，适用于目赤肿痛、急性眼结膜炎、黄疸性肝炎、胆囊炎。

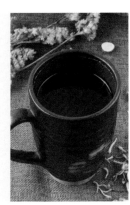

莲子芯

清心去热
涩精止血

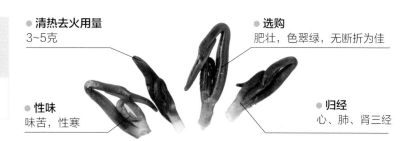

● 清热去火用量
3~5克

● 选购
肥壮，色翠绿，无断折为佳

● 性味
味苦，性寒

● 归经
心、肺、肾三经

药用功效 清心去热、涩精止血、止咳，可治疗心衰、阳痿遗精、心烦口渴、目赤肿痛等病症。
使用禁忌 脾虚便溏者慎用。

清热去火良方

莲子芯金盏茶

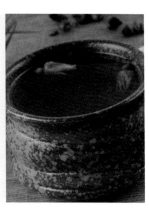

材料 莲子芯4克、金盏3克。

做法 上述二味药放入杯中，冲入沸水，盖闷10分钟后，代茶频饮。每早晚各1次。

功效解读 清心除烦。心火内炽所致的烦躁不眠，五心烦热，口渴咽干，口舌糜烂等症。

天门冬

养阴生津
润肺止咳

● 清热去火用量
10~15克

● 选购
肥壮、半透明、色黄白为佳

● 性味
味甘、苦，性大寒

● 归经
肺、肾经

药用功效 润肺止咳，养阴生津，润肠通便。用于舌干口渴、阴虚燥咳、肠燥便秘等症。
使用禁忌 脾虚便清泄泻者忌服。

清热去火良方

天门冬粥

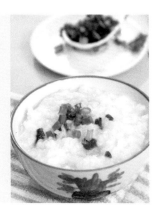

材料 天门冬25克、大米100克、白糖、葱各适量。

做法 大米泡发洗净；天门冬洗净；葱洗净，切圈。锅置火上，倒入清水，放入大米，以大火煮开；加入天门冬煮至粥呈浓稠状，撒上葱花，调入白糖拌匀即可。

功效解读 此粥具有养阴清热、生津止渴、润肺滋肾的功效。

胖大海

**清宣肺气
利咽止咳**

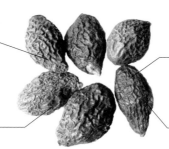

- 清热去火用量
  3~5枚

- 性味
  味甘，性寒

- 选购
  个大、棕色、表面皱
  纹细、无破裂佳

- 归经
  肺，大肠经

药用功效 清宣肺气、利咽止咳、清肠通便，主治肺热郁闭、咽喉肿痛、痰热咳嗽、热结便秘等病症。

使用禁忌 脾胃虚寒、低血压患者慎用。

清热去火良方

胖大海茶

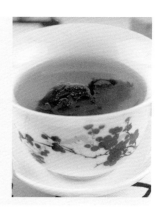

材料 胖大海2个。

做法 将胖大海用清水冲洗一下。放入茶壶，加入适量开水冲泡，盖盖闷15分钟即可。

功效解读 此茶清肺化痰、利咽、清热解毒。用于肺热咳嗽，咽痛音哑。

麦冬

**清心除烦
养阴润肺**

- 清热去火用量
  10~15克

- 性味
  甘、微苦、微寒

- 选购
  完整壮硕、半透明、味甘者为佳

- 归经
  肺、心、胃经

药用功效 养阴润肺，养胃生津，清心除烦，润肠通便。用于干咳无痰，咽干鼻燥，劳热咯血，烦躁不安，大便秘结等症。

使用禁忌 外感风寒咳嗽、脾虚泄泻者忌服。

清热去火良方

麦冬沙参茶

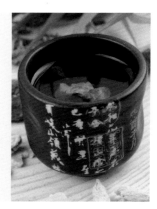

材料 麦冬10克，沙参6克。

做法 麦冬、沙参洗净，放入茶杯中，加入沸水冲泡，闷8分钟即可。

功效解读 此茶以麦冬养阴清心，沙参清心除烦，可用于心热烦闷，口渴等症。

杏仁

止咳平喘
润肠通便

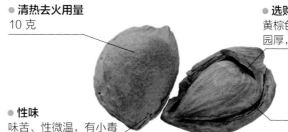

● **清热去火用量**
10 克

● **选购**
黄棕色至深棕色，一端
园厚，一端尖为佳

● **性味**
味苦、性微温，有小毒

● **归经**
肝、大肠经

药用功效 止咳平喘、润肠通便，主要用于风寒或风热咳嗽、肺热咳喘、肠燥便秘症。
使用禁忌 大便溏泄者或婴儿应慎用。

清热去火良方

杏仁榛子豆浆

材料 黄豆40克，杏仁、榛子仁各20克。

做法 黄豆用清水浸泡10小时，洗净；杏仁、榛子仁碾碎。将上述食材一同倒入全自动豆浆机中，加水至上、下水位线之间，煮至豆浆机提示豆浆做好即可。

功效解读 此豆浆富含维生素、多种矿物质，具有清热止咳、凉血润肺的功效。

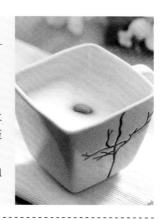

芦根

清热生津
除烦止渴

● **清热去火用量**
15～30克，鲜品加倍

● **性味**
性寒，味甘

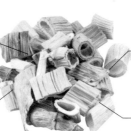

● **选购**
条粗均匀、色黄白、有
光泽、无须者为佳

● **归经**
肺经、胃经

药用功效 清热生津，除烦止渴。常用于热病烦渴、胃热呕哕、肺热咳嗽、热淋涩痛等。
使用禁忌 脾胃虚寒者忌服。

清热去火良方

五味芦根茶

材料 芦根15克，藿香叶、佩兰叶、枇杷叶、干荷叶、薄荷叶各5克。

做法 将以上材料用清水洗净，一起入锅煎煮20分钟，去渣取汁即可。

功效解读 此茶清热利尿、除烦解渴、滋阴润肺。

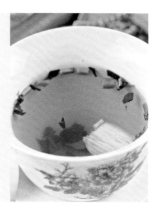

黄芩

清热燥湿
除湿解毒

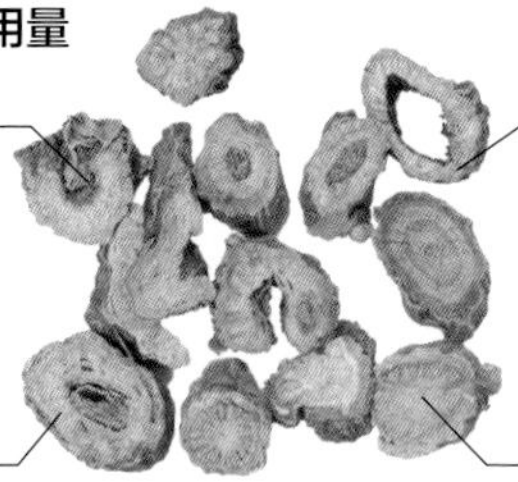

● 清热去火用量
5~10克

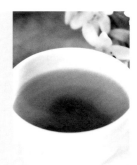

● 选购
色观整齐、条大为佳

● 性味
味苦，性寒

● 归经
肺、胆、脾、大肠、小肠经

药用功效 清热燥湿，凉血安胎，除湿解毒。主治温热病、上呼吸道感染、肺热咳嗽、肺炎、痢疾、咳血、目赤、胎动不安等症。

使用禁忌 脾胃虚寒者不宜使用。

清热去火良方

薏米黄芩饮

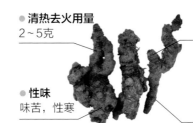

材料 薏米30克、升麻10克、黄芩10克、地骨皮15克、枳壳8克、牛蒡子10克、生地15克、蜂蜜适量。

做法 将以上药材均冲洗干净备用。净锅上火倒入清水，将药材下入煮20分钟即可。过滤药渣，调入蜂蜜，即可饮用，一日一剂。

功效解读 此饮具有清热燥湿、解毒、降压、利尿的功效。

黄连

清热泻火
解毒润燥

● 清热去火用量
2~5克

● 选购
身干粗壮，无须根为佳

● 性味
味苦，性寒

● 归经
心、脾、胃、肝、胆、大肠经

药用功效 清热燥湿，泻火解毒。用于湿热痞满，泻痢黄疸，高热神昏，心火亢盛，目赤，牙痛，消渴等。

使用禁忌 脾胃虚寒者，阴虚津伤者慎用。

清热去火良方

黄连冬瓜鱼片汤

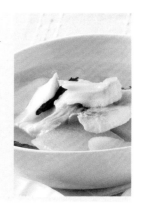

材料 黄连10克、知母12克、鲷鱼100克、冬瓜150克、嫩姜丝10克、盐适量。

做法 鲷鱼洗净，切片；冬瓜去皮洗净，切片；全部药材放入棉布袋扎好。食材全部放入锅中，加入清水，以中火煮沸至熟，加入盐、姜丝调味。

功效解读 此汤清热泻火，适用于伤寒、心肺上火。

左侧竖排目录：黄连、黄芩、苦参、车前子

车前子

清热利尿
明目祛痰

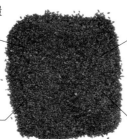

- **清热去火用量**
  5~15克
- **选购**
  粒大、均匀饱满、色棕红者为佳
- **性味**
  味甘，性微寒
- **归经**
  肝、肾、肺、小肠经

药用功效 清热利尿，明目祛痰。主治水肿胀满、暑湿泄泻、目赤肿痛、痰热咳嗽等。

使用禁忌 凡内伤劳倦、肾虚精滑及内无湿热者慎服。

清热去火良方

车前子茶

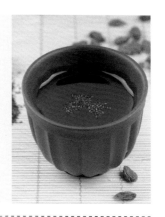

材料 车前子10克。

做法 将车前子放入锅中，加适量清水煎煮15分钟后即可饮用。

功效解读 此茶有利尿、通淋、渗湿止泻的作用，还可清肝明目、祛痰止咳。

苦参

清热燥湿
祛风杀虫

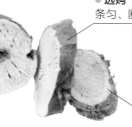

- **清热去火用量**
  3~10克
- **选购**
  条匀、断面黄白、味极苦者为佳
- **性味**
  味苦，性寒
- **归经**
  肝、肾、膀胱、心经

药用功效 清热燥湿，祛风杀虫。主治湿热泻痢、黄疸、小便不利、水肿等病症。

使用禁忌 脾胃虚寒者忌服。

清热去火良方

苦参茶

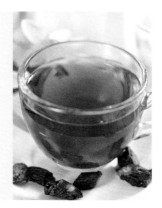

材料 苦参5克、茶叶3克。

做法 苦参和茶叶一起放入茶杯，冲入沸水，盖上盖闷10~20分钟后即可代茶饮用。

功效解读 苦参茶有清热泻火的作用，但有小毒，不宜多饮用，适用于发热上火等症状。

菊花 → 菊花　薄荷 → 薄荷
桑叶 → 桑叶　柴胡 → 柴胡

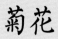

菊花

平肝明目 散风清热

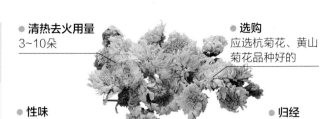

● 清热去火用量
3~10朵

● 选购
应选杭菊花、黄山菊花品种好的

● 性味
味甘、微苦，性微寒

● 归经
肝、肺经

药用功效　平肝明目、散风清热、消咳止痛，用于头痛眩晕、目赤肿痛、风热感冒、咳嗽等病症。

使用禁忌　气虚胃寒，泄泻者禁用。

清热去火良方

菊花乌龙茶

材料　白菊花4朵、乌龙茶4克。

做法　白菊花洗净撕瓣，与乌龙茶一起放入茶杯，加入开水后闷泡6分钟即可。

功效解读　此汤具有清热明目、滋阴润燥的功效。

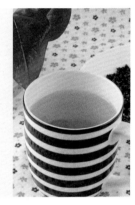

薄荷

疏风散热 疏肝行气

● 清热去火用量
3~10克

● 选购
身干、无根、叶多、色绿、气味浓为佳

● 性味
味辛，性凉

● 归经
肺经、肝经

药用功效　疏散风热，清利头目，利咽透疹，疏肝行气。主要用于外感风热、头痛、咽喉肿痛、食滞气胀、口疮、胸闷等。

使用禁忌　阴虚血燥，肝阳偏亢，表虚汗多者。

清热去火良方

薄荷绿茶

材料　绿茶5克、干薄荷8克。

做法　先将薄荷用清水洗净，与绿茶一起用开水冲泡，盖盖闷5分钟即可。

功效解读　此茶具有辛凉解表，清热解毒的功效，可用来防治中暑。

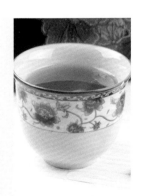

桑叶

**疏散风热
清肺润燥**

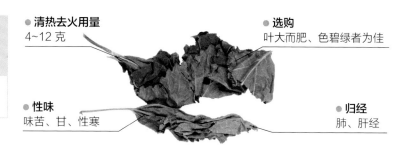

● **清热去火用量**
4~12 克

● **选购**
叶大而肥、色碧绿者为佳

● **性味**
味苦、甘、性寒

● **归经**
肺、肝经

药用功效 疏散风热，清肺润燥，平肝明目，用于风热感冒，肺热燥咳，头晕头痛，目赤昏花。
使用禁忌 严禁过量服用，否则会中毒。

清热去火良方

桑菊茶

材料 桑叶10克、菊花4朵、茶叶3克。

做法 将桑叶、茶叶放入锅中稍煮，然后去渣，用此汤冲泡菊花，泡5分钟即可。

功效解读 此茶可散热清肺润喉，清肝明目，对风热感冒也有一定疗效。

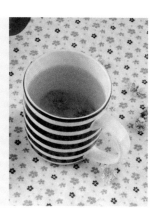

柴胡

**透表泄热
疏肝解郁**

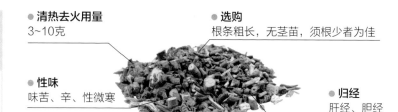

● **清热去火用量**
3~10 克

● **选购**
根条粗长，无茎苗，须根少者为佳

● **性味**
味苦、辛、性微寒

● **归经**
肝经、胆经

药用功效 透表泄热，疏肝解郁，升举阳气，主治感冒发热、寒热虚劳发热。
使用禁忌 肝阳上亢，阴虚火旺及气机上逆者忌用或慎用。

清热去火良方

柴胡赤芍茶

材料 柴胡6克、赤芍4克。

做法 将柴胡、赤芍洗净放入砂锅中，加入适量水，一起煎煮15分钟，最后取汁即可。

功效解读 此茶具有养肝明目，清肝虚之火的作用。

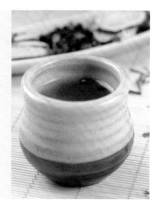

清热祛暑类中药

清热祛暑类中药

藿香

青蒿

佩兰 荷叶

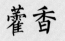

藿香

祛暑解表 理气和胃

● **清热去火用量**
5~10克，鲜品加倍

● **选购**
茎粗、结实、断面发绿为佳

● **性味**
味辛，性微温

● **归经**
脾，胃，肺经

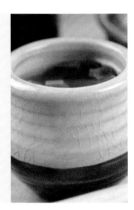

药用功效 祛暑解表，化脾湿，理气和胃。主治外感风寒，吐泻腹痛，脘腹胀满等症。

使用禁忌 阴虚火旺、邪实便秘者禁服。

清热去火良方

豆蔻藿香茶

材料 藿香10克、陈皮6克、豆蔻5克、蜂蜜适量。

做法 藿香、豆蔻、陈皮一起研末，再用开水冲泡10分钟，加入蜂蜜调味即可。

功效解读 藿香有祛暑解表，化湿健脾的作用，陈皮可清热解毒，除烦止渴。

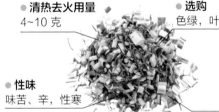

青蒿

清热解暑 凉血除蒸

● **清热去火用量**
4~10 克

● **选购**
色绿，叶多，香气浓者为佳

● **性味**
味苦、辛，性寒

● **归经**
肝、胆经

药用功效 清热解暑，凉血除蒸，主要用于退虚热、清暑热。

使用禁忌 内寒体虚，饮食停滞泄泻者慎用。

清热去火良方

青蒿茶

材料 青蒿8克。

做法 青蒿洗净，放入茶杯中，加入沸水冲泡，盖上盖子闷15分钟后即可饮用。

功效解读 此茶有清热退蒸，清暑截疟，除湿杀虫的功效。

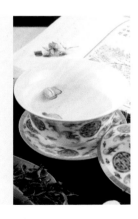

荷叶

**清热解暑
升发清阳**

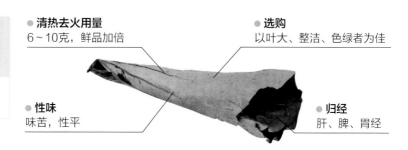

- **清热去火用量**
  6～10克，鲜品加倍

- **选购**
  以叶大、整洁、色绿者为佳

- **性味**
  味苦，性平

- **归经**
  肝、脾、胃经

药用功效 清热解暑，升发清阳，凉血止血。主治暑热烦渴，脾虚、暑湿泄泻，血热吐衄等。

使用禁忌 孕妇禁用。

清热去火良方

茉莉荷叶茶

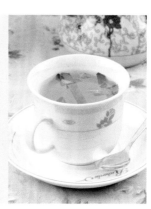

材料 干荷叶10克、茉莉花5克、冰糖适量。

做法 干荷叶撕碎，与茉莉花一起放入杯子中，冲入开水，浸泡10分钟出茶色，茉莉出香气调入冰糖即可。

功效解读 清热解毒，祛湿化痰，降脂排毒，还可当做减肥茶饮用。

佩兰

**解热清暑
化湿健胃**

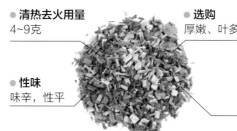

- **清热去火用量**
  4～9克

- **选购**
  厚嫩、叶多、色绿、香气浓郁者为佳

- **性味**
  味辛，性平

- **归经**
  脾，胃经

药用功效 解热清暑、化湿健胃、止呕。主治中暑、发热头重、食欲减退、口臭腹胀。

使用禁忌 阴虚血燥、气虚者慎用。

清热去火良方

佩兰生地饮

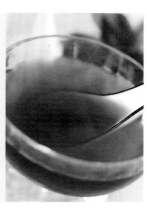

材料 佩兰、生地各8克、雪梨1个、冰糖少许。

做法 佩兰、生地洗净后切片；鲜梨榨汁备用。将生地放入锅内，倒入适量清水，在火上烧沸约15分钟后，下入佩兰煎煮约5分钟，滤出原汁。冲入梨汁搅匀，饮时加少许冰糖即可。

功效解读 此茶具健脾和中、祛湿止泻、清暑辟秽、调经等作用。

川贝母
罗汉果

川贝母
桑白皮
罗汉果
竹沥

川贝母

滋阴润肺
化痰止咳

● 清热去火用量
3~9 克

● 选购
质坚、色白、粉性足者佳

● 性味
味苦、甘，性微寒

● 归经
肺、心经

药用功效 清热润肺，化痰止咳。主治肺热燥咳，干咳少痰，阴虚劳嗽等病症。

使用禁忌 脾胃虚寒及寒痰、湿痰者慎服。

清热去火良方

川贝母炖雪梨

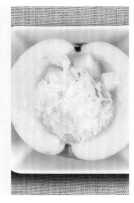

材料 川贝母10克、水发银耳35克、雪梨1个、冰糖适量。

做法 把川贝母用水洗净；雪梨洗净，去核、去心，制作成盅。把川贝母、银耳连同冰糖一起放入炖盅内，加适量凉开水，盖上盅盖，隔水炖约2小时即可。

功效解读 川贝母炖雪梨是清热生津，化痰止咳的佳品，尤其是对于小孩肺热咳嗽症状非常有效。

罗汉果

清热润肺
滑肠通便

● 清热去火用量
30~50 克

● 选购
饱满、无破裂、无响果为佳

● 性味
味甘，性凉

● 归经
肺、大肠经

药用功效 清热润肺，滑肠通便，止咳利咽。常用于肺火燥咳、咽痛失音、肠燥便秘。

使用禁忌 脾胃虚寒者忌服。

清热去火良方

罗汉果胖大海茶

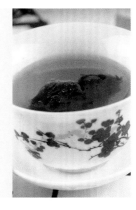

材料 罗汉果1个、胖大海5个、冰糖适量。

做法 将罗汉果洗净后拍碎；胖大海洗净。将罗汉果与胖大海放入锅中，加水大火煮开后转小火再煮20分钟，滤渣，加冰糖调味即可饮用。

功效解读 本品具有清热润肺、润喉利咽、化痰止咳等功效。

桑白皮

泻肺平喘
利水消肿

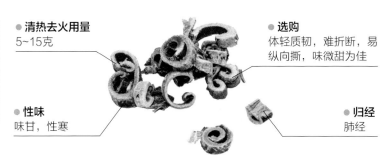

● **清热去火用量**
5~15克

● **性味**
味甘，性寒

● **选购**
体轻质韧，难折断，易纵向撕，味微甜为佳

● **归经**
肺经

药用功效 泻肺平喘，利水消肿。主治肺热咳喘，面目浮肿，小便不利等症。

使用禁忌 肺寒无火及风寒咳嗽禁服。

清热去火良方

桑白皮茶

材料 桑白皮10、枸杞子4克。

做法 把桑白皮的表皮轻轻刮去，冲洗干净，切小块，同时用砂壶盛水煮沸，投下桑白皮、枸杞子煮4、5沸后稍焖几分钟即可。

功效解读 桑白皮茶具有利水消肿，泻肺平喘的功效。

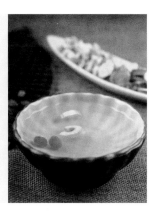

竹沥

清热化痰
解热除烦

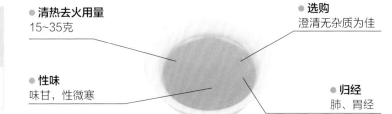

● **清热去火用量**
15~35克

● **性味**
味甘，性微寒

● **选购**
澄清无杂质为佳

● **归经**
肺、胃经

药用功效 清热化痰，解热除烦。可用于肺热痰多咳嗽、气喘胸闷及中风昏迷、痰涎壅塞等症。

使用禁忌 寒咳及脾虚便溏者忌服。

清热去火良方

竹沥茶

材料 竹沥100毫升、枸杞子5克。

做法 枸杞子用水洗净，放入砂锅加水800毫升，和竹沥煎取400毫升，一日分三次服用。

功效解读 竹沥有解热除烦的作用，此茶可用于心烦上火、耳聋耳鸣、烦乱恍惚等。

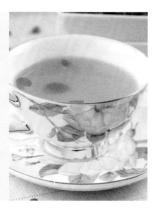

决明子　枸杞子

石斛　女贞子

枸杞子

补肾益精
养肝明目

● 清热去火用量
15 克

● 选购
粒大、肉厚、皮薄、色鲜红、味甘为佳

● 性味
味甘，性平

● 归经
肝、肾、肺经

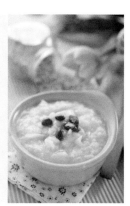

药用功效 补肾益精、养肝明目、润肺止咳。适用于肾虚、耳聋眼花、腰膝酸软等。
使用禁忌 脾虚有湿及泄泻者忌服。

清热去火良方

枸杞山药粥

材料 山药200克、大米100克、莲子15克、枸杞10克。
做法 山药洗净去皮，切成块；大米淘洗干净。先下大米、山药熬粥，待粥约七分熟时，加入枸杞、莲子，再焖透即可。
功效解读 这款药粥有健脾胃、益肾精气、镇定心神，可清肾虚之火，还有助眠之功效。

决明子

清肝明目
润肠通便

● 清热去火用量
10~15克

● 选购
棕褐色、光泽、棱方形为佳

● 性味
味甘、苦，性微寒

● 归经
肝、大肠经

药用功效 清肝明目、润肠通便，主要用于肝热、目赤肿痛、肝阳上亢、肠燥便秘症。
使用禁忌 脾虚泄泻、低血压者忌用。

清热去火良方

决明子菊花茶

材料 决明子20克、菊花10克。
做法 菊花、决明子洗净除去杂质后放入茶壶中，冲入刚烧好的开水，浸泡半小时后即可当茶饮。
功效解读 此茶具有健脾开胃、清肝明目、消食化滞、减肥等功效。

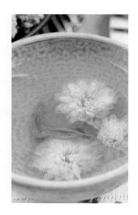

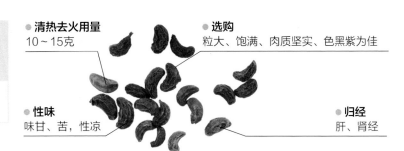

女贞子

滋补肝肾
明目乌发

● 清热去火用量
10～15克

● 选购
粒大、饱满、肉质坚实、色黑紫为佳

● 性味
味甘、苦，性凉

● 归经
肝、肾经

药用功效 滋补肝肾，明目乌发。主治眩晕耳鸣、腰膝酸软、须发早白等病症。

使用禁忌 脾胃虚寒、泄泻及阳虚者忌服。

清热去火良方

女贞子鸭汤

材料 鸭肉300克，熟地黄、淮山各100克，女贞子15克，盐适量。

做法 将鸭子洗净切块。将熟地黄、淮山、女贞子洗净，与鸭肉同放入锅中，加适量清水，煎至鸭肉熟烂。最后加入盐调味即可。

功效解读 此汤可滋补肝肾、养阴益气。对有心烦心悸、盗汗、夜尿频多、肾阴亏虚等症食疗作用佳。

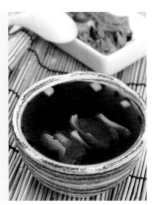

石斛

平肝潜阳
清热明目

● 清热去火用量
5～15克，鲜品加倍

● 选购
茎壮，肉厚，色泽黄润为佳

● 性味
味甘，性微寒

● 归经
胃、肾经

药用功效 益胃生津，滋阴清热。用于阴伤津亏、口干烦渴、病后虚热，目暗不明等。

使用禁忌 湿温尚未化燥者、脾胃虚寒者忌服。

清热去火良方

大麦石斛粥

材料 石斛20克、大麦60克、知母5克。

做法 石斛洗净煎水取汁；大麦泡洗干净，与知母一起放入锅中煮粥，倒入石斛的汁液，大火煮沸，小火煮熟即可。

功效解读 此粥有清热除烦、生津止渴、益胃生津的功效，可用于热伤津液，烦热口渴等症状。

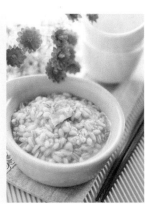

白茅根

凉血止血
清热解毒

● **清热去火用量**
10~15 克

● **选购**
条粗、色白、味甜者为佳

● **性味**
味甘苦，性寒

● **归经**
肺、胃、小肠经

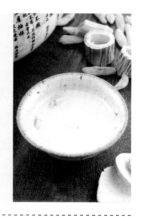

药用功效 凉血止血，清热解毒。用于吐血，尿血，水肿，黄疸，小便不利，热病烦渴等。
使用禁忌 脾胃虚寒，尿多不渴者忌服。

清热去火良方

白茅根天花粉茶

材料 天花粉10 克、麦门冬6克、白茅根8克、蜂蜜适量。

做法

1.将天花粉、麦门冬、白茅根洗净，放入锅中同煎。
2.用茶漏滤取药汁液，温热时放入适量蜂蜜，即可饮用。

功效解读 此茶具有清热生津、利湿退黄的作用。

槐花

凉血止血
清肝泻火

● **清热去火用量**
20~50克

● **选购**
花蕾幼小、色黄绿、干燥、无杂质为佳

● **性味**
味苦、性微寒

● **归经**
肝、大肠经

药用功效 凉血止血，清肝泻火，主要用于便血、尿血及热证等。
使用禁忌 脾胃虚寒及阴虚发热而无实火者慎服。

清热去火良方

杏仁槐花豆浆

材料 黄豆40克、杏仁25克、槐花15克。
做法 将黄豆、杏仁洗干净泡发备用；槐花洗净备用。将泡发的黄豆、杏仁和槐花放入豆浆机，加水榨制。3.滤出豆浆，加蜂蜜拌匀饮用。

功效解读 杏仁润肺、止咳、化痰；槐花凉血降压、清热解毒，此豆浆是去火的保健佳品。

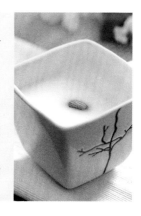

生地黄

**清热凉血
养阴生津**

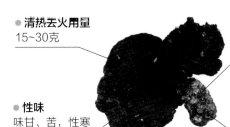

● 清热去火用量
15~30克

● 选购
根块肥大，味甜，水浸之
下沉者为佳

● 性味
味甘、苦，性寒

● 归经
心、肝、肾经

药用功效 滋阴生津，清热凉血，主治阴虚发热，消渴，衄血，月经不调，胎动不安，阴伤便秘。

使用禁忌 虚泄泻、胃虚食少、胸膈多痰者慎服生地黄。

清热去火良方

生地木棉花瘦肉汤

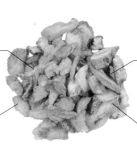

材料 瘦肉300克，生地、木棉花各10克，盐少许。

做法 瘦肉洗净，切块，汆水；生地洗净，切片；木棉花洗净。
锅置火上，加水烧沸，放入瘦肉、生地慢炖1小时；放入木棉花再炖
半小时，加入盐调味即可。

功效解读 清热凉血，用于口干喜饮，头晕面赤，烦躁不寐，舌红
苔黄等症。

玉竹

**滋阴润肺
生津养胃**

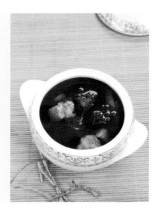

● 清热去火用量
10~15克

● 选购
条粗壮、色黄白、半透明、
体重者为佳

● 性味
味甘，性平

● 归经
肺、胃经

药用功效 滋阴润肺，生津养胃，主要用于烦渴内热、阴虚燥结。

使用禁忌 痰湿气滞者，脾虚便溏者慎服。

清热去火良方

玉竹洋参茶

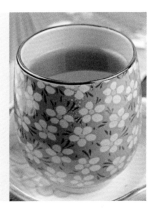

材料 洋参8克、玉竹15克。

做法 玉竹、洋参洗净，一起放入茶杯中，加入适量沸水冲泡，
盖盖闷10分钟即可。

功效解读 此茶有滋阴润肺清补的功效。用于干咳痰少、劳热、消
渴、肠燥便秘者。

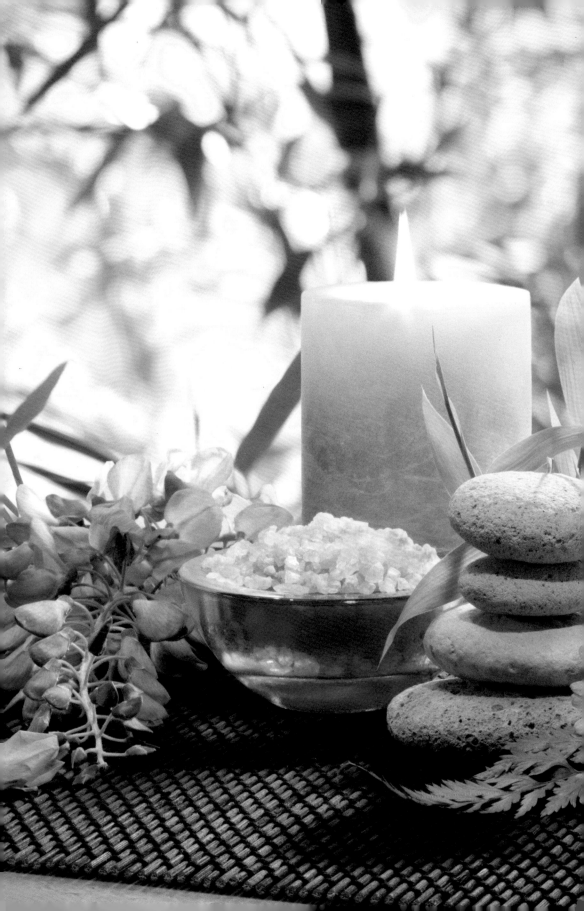

第五章

自然的清热去火疗法

降火祛热不用药，自然之法有疗效

道教始祖老子曾说："人法地，地法天，天法道，道法自然。"自然才是养生的终极目标，人归根到底是要顺应自然的。中医文化源远流长，自然疗法中的按摩、刮痧皆有清热去火的妙法。另外，合理运动、调理情志、中药沐浴等也各具奇效。是药三分毒，能找寻到自然的清热去火方法，何必再去吃药。崇尚自然才是崇尚健康，自然的方法自然是好方法。

《黄帝内经》中说："经络者，所以能决生死，处百病，调虚实，不可不通。"通过中医按摩的方式，可以疏通经络、调补阴阳，找准对症穴位，便可达到清热去火的作用。

清热的有效按摩方法

清除心热　按摩神门穴

按摩方法　用右手大拇指掐按左手神门穴5次，再用同样的方法换左手按摩右手神门穴5次。

作用功效　安定心神、泻心火。

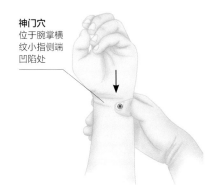

神门穴
位于腕掌横纹小指侧端凹陷处

清肝胆热　推揉太冲穴

按摩方法　用大拇指从下向上推揉，每只脚各3分钟。

作用功效
清热除烦。

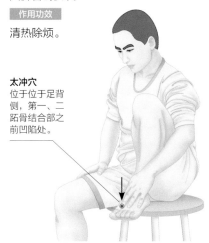

太冲穴
位于位于足背侧，第一、二跖骨结合部之前凹陷处。

清泻肺热　轻揉尺泽穴

按摩方法　用一侧拇指指腹按住尺泽穴，轻轻揉动，以酸胀感为宜，每侧各1分钟。

作用功效
清宣肺气，
泻火降逆。

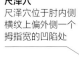

尺泽穴
尺泽穴位于肘内侧横纹上偏外侧一个拇指宽的凹陷处

清脾胃热　按压伏兔穴

按摩方法　手指指腹端按压伏兔穴，力度适中，用双手互按对侧穴位，每次3分钟。

作用功效
清热润脾，
调理肠胃。

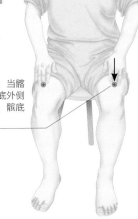

伏兔穴
在大腿前面，当髂前上棘与髌底外侧端的连线上，髌底上6寸

鼻腔上火　点按鱼际穴

按摩方法 经常点按对搓，至发热，连续搓
3~5分钟，每日2~3次。

作用功效 清热利咽，调理肺气

鱼际穴
手掌的大拇
指根部肌肉
明显突起，
形状似鱼际
是去火穴位

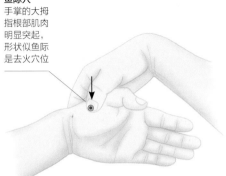

嘴角上火　点按厉兑穴

按摩方法 用食指点压此穴，每次点压50次，
两脚交替进行2~3次。

作用功效
有清热利湿、
通调肠胃的作用。

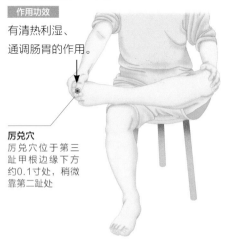

厉兑穴
厉兑穴位于第三
趾甲根边缘下方
约0.1寸处，稍微
靠第二趾处

胃火牙痛　掐按内庭穴

按摩方法 用大拇指指尖掐、压，力度
适中，每次1~2分钟，然后再掐压另一
只脚，如此反复2次。

作用功效
清胃泄火，
去口臭、
缓解牙痛。

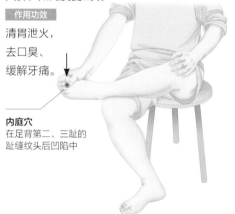

内庭穴
在足背第二、三趾的
趾缝纹头后凹陷中

尿黄涩痛　点按至阴穴

按摩方法 用大拇指点按至阴穴，并坚持1~2
分钟，然后再换另一只脚，每日2次。

作用功效
清热散风、
通利下焦。

至阴穴
足太阳膀胱经。在
足小趾外侧，趾甲
角外约一分处

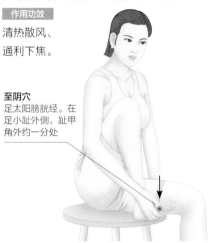

刮痧是中医传统的祛病保健技巧，用刮痧板反复摩擦患者某处皮肤，以达到每种保健的功效，除了常见的舒筋活血、调整阴阳等功效，一些方法还具有清热去火的作用。

🔅 刮痧前的准备

➡ 先准备好刮痧工具：刮痧板（常见的有水牛角、玉石、砭石、硬币等）、刮痧油。

➡ 在一间清静温暖的屋内，避免开空调、电风扇，根据刮痧的部位取合适的体位，涂抹刮痧油。

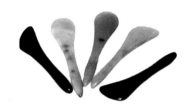

如果没有刮痧板，可以用一元的硬币代替。

🔍 刮痧的方法

➡ **拿刮板法：** 用手掌握着刮板，板厚的一面对手掌。

➡ **刮试方向：** 颈、背、腹、上肢、下肢部从上向下刮试，胸部从内向外刮试。

➡ **刮试方法：** 一般来讲，清热去火为泻法，要逆着经络的走行进行刮试，即为泻刮。

➡ **刮痧时间：** 用泻刮手法进行刮痧，每个部位一般要刮3~5分钟，以自我感觉舒服为原则。

🔅 手足都有人体的反射区

手和足就像人体的缩影，人体的五脏六腑在手部或者足部都有相应的反射区，如下图所示：

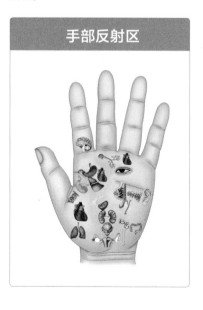

手部反射区

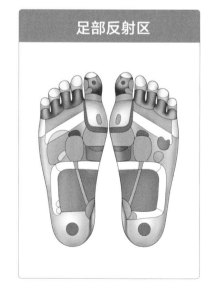

足部反射区

手部刮痧法

刮痧方法 用刮痧板的薄面刮拭手掌，手掌发热后用刮痧板上的凹槽刮拭手指的四面，从根部到指尖，每个方向刮8次。哪里有火就找那个脏腑对应的经脉穴位，如肺上火可以刮拇指上的少商穴。

足底刮痧法

刮痧方法 刮痧前先洗脚，刮拭足底，先从脚掌到脚后跟方向全脚底刮拭，如果肝上火，就刮肝反射区。刮的时候要稍微用力，否则治疗效果不明显，以感觉力量能压到肌肉上为宜。

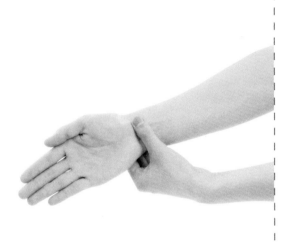

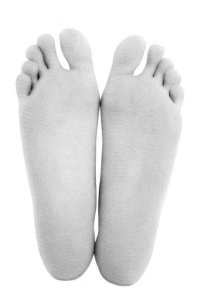

⊙ 发热后刮痧背部

感冒发热后可以进行背部刮痧，其方法很简单，先刮后背正中线的督脉，再刮两侧的膀胱经和夹脊穴，对穴区内督脉及两侧膀胱经附近的敏感压痛点采用局部按揉法，再从上向下刮拭穴区内的经脉。

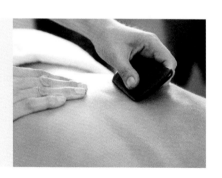

⊙ 刮痧时的注意事项：

⊙ 刮痧时，温度要适宜，背着风，刮痧3小时后才能进行沐浴。

⊙ 刮痧后饮一杯温水，补充消耗的水分，还可促进新陈代谢，加速代谢产物的排出。

⊙ 饥饿状态、运动后、身体比较虚弱时，不宜进行刮痧。

中医把喜、怒、思、悲、恐称为五志，如果受到某种刺激而出现情绪剧烈变化，就会过激出现"气郁化火"，引发心火、肝火、肺火等。因此想在生活中防止上火，平时调节情志是非常重要的。

元代著名医学家朱丹溪在《金匮钩玄》中说："脏腑之火，根于五志，六欲七情激之，其火随起。"生活中我们都有这样的经历，因为某些繁琐小事大发雷霆时，火气上长，会口苦、喉咙干痛，有眼红头晕、两肋胀痛的症状。因此要学会调养情志、平息脏腑之火，生活中尽量做到心平气和。

适当控制各种欲火

生理欲望、物质欲望、精神欲望等多种欲望，不是你控制欲望，就是欲望控制你。做人要学会控制，不被各种欲望之火、现实名利所挟持。用一种平和心态控制欲望，用淡然理智来看世间百态，不妄动就不会出现"欲火"烧身。佛说"人生在世如身处荆棘林中，心不动则人不妄动，不动则不伤；如心动则人妄动，则伤其身痛其骨，于是体会到世间诸般痛苦。"学会控制欲火对人生、健康都是有益的。

学会自我放松

容易上肝火，心火旺盛的人最先要学会自我放松。可以每天抽出十几分钟，根据自己的生活习惯，在安静的环境下，找一个舒适的姿势，闭上双眼，放慢呼吸节奏，达到彻底放松，可以听一些悠扬古典的音乐，古筝琴曲或者是班得瑞的轻音乐。晚上空闲时，或者周末读一读自己爱好的书籍、杂志。用一个日记本、一支笔，将你的压力体验，生理、心理上的一切烦恼写下来。在写的过程中，你会感到情绪渐渐稳定下来。通过文字，把容易上火等烦恼的事情留在日记里。

日记比较随意，可以记录一天中的某一段经历，某些感想，抒发议论、感慨，或者是有意思的事情，分享美食等等，有人愿意写心情日记，那样可以记录了你的心路历程。

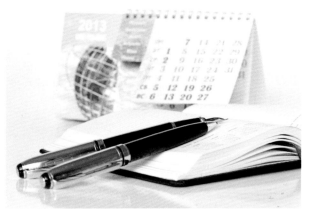

当你有一天翻开日记，回想当时压住了内火是多么睿智。

用转移法宣泄情绪

当你感觉火气很大的时候，可以选择转移自己的情绪，将火气移花接木到别处。如看幽默的故事、看愉快搞笑的故事片和连续剧，让自己尽情地大笑。如果你非常的恼火，可以做一些体力活，或者到空旷的地方跑几圈，把浑身的能量释放出来后累得四肢无力、上气不接下气时，心情会恢复平静，心中的怒火也会消失一大半。

去自然环境中走一走

在心情不好时，做一些自己喜欢做的事。如果一个人的心情很差，继续日思夜想，不良情绪会越积越重，心中时刻都是暴躁、恼火，无法安静下来。此时可以去公园里，蹲在花丛中赏花弄草，或者抬头看看蓝天白云，这是以静制动的独特宣泄方式，用自然界的静谧、美丽的风景平息心头怒气，缓解心中压抑的情绪。

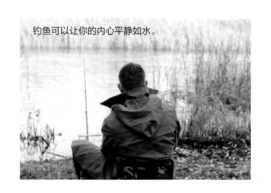
钓鱼可以让你的内心平静如水。

睡前不要想太多

当心事太多时，躺在床上思前想后，辗转反侧，难以入眠，精神得不到休养，只会越来越烦躁紧张，最后是肝火越烧越旺。因此睡前要避免忧思忧虑，不去想那些不愉快的事情，反过来想一想能安慰自己、宽心的事情。睡前可以喝一杯牛奶或者酸枣仁茶，有助于促进睡眠。

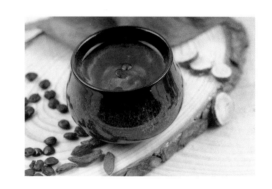

与人进行思想交流

心理学表明，每个人都有同他人交流的欲望和需要。但有些人不喜欢让别人知道自己的心事，不愿意把自己的快乐忧伤的感受说出来，如果是不愉快的事情，会加重自己的烦躁情绪，久而久之还可能会抑郁成疾。此时找一位知心朋友倾诉一下苦水，说出内心真正的感受，心里的烦躁、忧郁的情绪就能够得到消除。

总之，面对浮躁的社会，心不静，烦恼火气来了，幸福快乐就走了。生活需要淡定自若，及时调整情绪，求得心静自然凉爽。

印度诗人泰戈尔曾说："静止便是死亡，只有运动才能敲开永生的大门。"运动是生命的源泉，合理的运动还能帮助我们清除体内的"热"和"火"。

身体就像一部机器，不运动就容易钝化、生锈不灵，中医认为"动则生阳，静则生阴"，经常不运动就会导致体内阳气不足，阴气过旺就会产生虚火。适当运动可以散去体内多余的热量，大量出汗，促进新陈代谢，提高免疫力，强身健体。

🔍 在运动前做好准备

➡ 运动前，活动上下肢、扭扭腰部，做几个深呼吸，使踝关节、腿部肌肉和肌腱充分活动开，可以避免肌肉韧带拉伤，增加肺的气体交换，心脏输出的血液增多，避免出现心悸气短。

🔍 选择合理的运动适量

➡ 运动量小达不到锻炼目的，运动量过大会伤及身体，特别是身体虚弱和慢性患病者。一般来说，运动量要掌握在中等强度。

运动后的心率=170－年龄

年轻人每分钟不超过150次为宜，老年人以每分钟不超过110次为宜。

散步

热量消耗 约450千卡/小时

运动周期 每周3~5次，每次30~60分钟。

可选择在鸟语花香的公园、绿树成荫的大道上，或海边公路、沿河小路、山林小路等。散步的同时，可以欣赏大自然的美景，绿色蓬勃的生机都能使心胸开阔、身心愉悦，忘记自己的烦恼，消除堆积在胸内的火气。

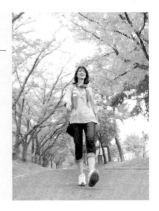

游泳

热量消耗 约400千卡/小时

运动周期 每周1次，每次30~60分钟。

游泳是炎炎夏日清热祛暑的最好方式，在游泳馆或者海滨浴场里，和清爽的水亲密地接触，别提多么惬意舒心了。但游泳时间不要过长，出来后及时补水，并要注意保暖。

繁华的都市，繁忙的工作，疲惫的身心，哪一天控制不住愤怒，就会上火。我们需要抛开烦恼，给心灵一片净土。上千年的瑜伽包含的哲理和智慧，能释放不良情绪，平和自己的心灵。

　　古人云"静以修身"，生病后要静养，心静则清，中国人很喜欢用安静来治病。练气功就是靠入静使心静下来，使我们思绪的凡火熄灭，让身体本能的星光浮现。另外，瑜伽就是一项能让心灵平静的运动，让内心境界和身体达成高度的和谐统一。

🔍 瑜伽冥想

　　瑜伽冥想是现实入定的途径，把人引导到解脱的境界。其真义是把心、意、灵完全专注在原始之初之中。通过瑜伽冥想让人内心更为平静，也会感到自己少一点紧张、怒火、怨气等。

冥想要点：

- ➡ 呼吸有规律地进行，吸气3秒，然后呼气3秒。
- ➡ 意识开始游离不定，不要太在意，也别强迫自己安定。
- ➡ 安静下来以后，让意识停留在一个固定的目标上面，可以在眉心的位置。
- ➡ 在非常纯净的冥想状态到来之前，让游离的状态继续自然地存在。
- ➡ 找寻像睡眠中的宁静那样的状态。

🔍 瑜伽的姿势

➡ 左脚放在右大腿上，右脚同时放在左大腿上。身体挺直，脊柱、颈椎、腰椎和尾骨保持在同一直线上。掌心向上或向下均可，双手食指、大拇指指尖靠在一起，其余三指放松，但不弯曲，放在膝盖上，把注意力集中在眉心窝。静下来，闭上眼睛，深长地呼吸。

修炼瑜伽能够使你用专心致志的方法来维持心灵的平静，最终摆脱忧思忧虑，达到宁静致远。心灵应该安住在空灵、清凉、静谧的地方。

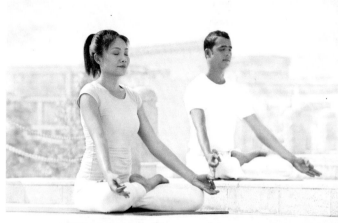

冥想分三个阶段：凝神、入定、三昧，只有长期练习方可达到"梵我合一"的三昧境界，即消泯了知识、能知、所知"三端"的境界。

中药沐浴已经有几千年的历史了，屈原在《云中君》里记述："浴兰汤兮沐芳华。"兰汤是用中药佩兰煎的药水。其气味芬芳馥郁，有解暑祛湿、醒神爽脑功效。

中药沐浴亦称"水疗"，即中草药加水煎煮，取药液洗浴局部或全身。古有药浴，源于宫廷，传至民间，杨贵妃凝脂浴、慈禧太后煎汤浴，这些都是中药沐浴中闻名遐迩的故事。

◯ 药浴液的制备方法

方法 1 将药物放入溶液中浸泡数日制成浴液。

方法 2 将药物加水适量，煎煮为液，用时放入浴缸中。

方法 3 将药物研细过筛，制成散剂，用时加热水溶解而成浴液。

5种清热去火的药浴方

桑叶药浴

用法 干桑叶200克，研磨成细粉末，每次泡澡时用500毫升温水倒入澡盆中将桑叶末搅匀浸泡1小时后放入洗澡水。

功效原理 桑叶有疏散风热、清肝明目的作用。用桑叶来泡澡，能清除肝火，对肝火上炎的目赤肿痛、眼睛酸涩等问题均有帮助。

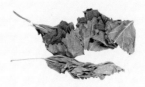

桑叶

荷叶薄荷药浴

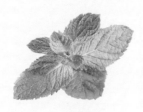

薄荷

用法 荷叶200克，薄荷叶30克，加500毫升水煎煮后，取液汁倒入澡盆中搅匀即可。

功效原理 用荷叶、薄荷洗澡水能解暑清热，疏散风热，升发清阳，通气宽胸。

菊花药浴

用法 干菊花30朵左右，撕碎，每次泡澡时直接倒入澡盆中加入三分之一的热水浸泡，1小时放入剩余的水即可。

功效原理 菊花性微寒，具有疏散风热、明目、清热解毒，平肝阳的作用。用菊花来泡澡，不仅去火，还可帮助治疗感冒引起的发热、头痛等症。

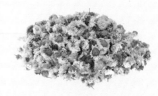

菊花

金银花栀子药浴

用法 金银花50克、栀子30克，加500毫升水煎煮，泡澡时将煎煮的汤汁倒入澡盆中，搅匀浸泡即可。

功效原理 金银花有倾泻里热，疏风散热的功效，栀子能清热、除烦、解毒。此药浴方常用于暑热烦躁，疮毒痈肿等症。

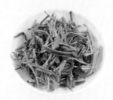
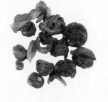

金银花　　　　　栀子

藿香夏枯草药浴

用法 藿香50克、夏枯草30克、枸杞20克，加水500毫升，煮沸15分钟，倒入浴盆内，泡澡时擦洗全身。

功效原理 藿香有祛暑解表、化湿和胃的功效，夏枯草清热泻火作用明显。此药浴具有清热解表，退热的作用。

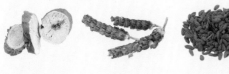

藿香　　　　夏枯草　　　　枸杞子

⊕ 沐浴的注意事项

➡ 洗澡前，先试试水温，以免烫伤，慢慢进入浴缸里。

➡ 饭前饭后半小时内不宜休浴。

➡ 沐浴时要注意保暖，浴室温度不宜低于20℃，避免受寒。吹风，洗浴完毕马上拭干皮肤。

➡ 高热大汗、冠心病、高血压病、心功能不全等患者不宜使用，儿童，老人沐浴时应有家属陪伴。

➡ 出浴后，若感觉口渴，应喝1000毫升左右的白开水及时补充水分。

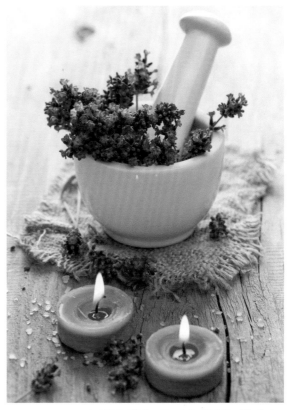

女子沐浴时放些丁香、玫瑰、茉莉花可增加体香。

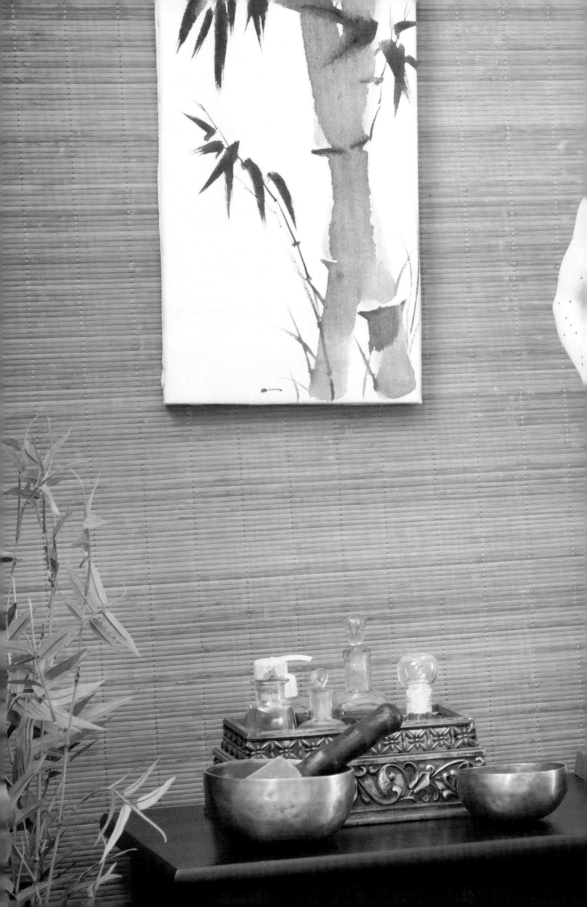

第六章

脏腑清热去火的保健方案

去脏腑之火邪，清脏腑之热邪

从中医角度去看，人的生命健康以脏腑为根本、为源泉，人是以五脏为核心所构成的一个极为复杂的统一体，以五脏为主，配合六腑，以经络作为网络，联系躯体组织器官。如果五脏六腑受到外界邪气、疾病、情志所伤而引起实火或者虚火，就会出现上火发热症状，让人寝食难安，备受煎熬。因此，心、肝、脾、肺、肾、胃之火以及胃热和肺热等均要清除。

荷叶绿豆薏米粥
莲子芯香附茶
百合莲子桂圆茶

心为"君主之官"，主神明，主血脉，统率全身脏腑、经络、形体的生理活动以及意识、思维、情绪等心理活动。心火旺必会破坏阴阳平衡，扰乱心神，累及其他脏腑的正常运转。

养心时辰：午时（11~13点）心经最旺。

心上火的症状

- ☑ 心烦、失眠
- ☑ 躁动不安
- ☑ 舌尖红绛
- ☑ 口舌生疮
- ☑ 心痛、心闷
- ☑ 小便短赤

清除心火的方法

➡ 着急生气最容易引发心火，要避免紧张、焦虑、气愤等，遇事要平心静气，烦躁时要会控制，可以做深呼吸，或者转移情志，想一些开心的事。

➡ 适当吃些苦味食品，苦味食物能泻心火，如莲子芯、苦瓜、苦菊、苦菜、苦丁茶、萝卜缨等。

➡ 少吃辣味、油炸食物，戒掉烟酒，也不宜喝过浓的咖啡。

➡ 按时就寝，保证良好睡眠，失眠后影响工作，进而会烦躁，引发心火。临睡时不要吃油腻食物，也不宜吃得过饱。

➡ 午时按摩手少阴心经，就是中午11~13点之间，此时心经最旺，用一手拇指按摩另一手掌上的劳宫穴，再换手，分别按摩2分钟。还可以按摩腕掌侧横纹中心的大陵穴。

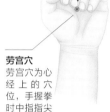

劳宫穴
劳宫穴为心经上的穴位，手握拳时中指指尖下即是。

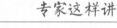

专家这样讲

摇头摆尾去心火

传统健身功法有"摇头摆尾"的动作，对去除心火很有效。做法：两足分开，半蹲马步，两手扶住大腿，头部及上体前俯做环形摇转。数圈后，再左右转动腰、臀部。在这一摇一摆、一升一降中达到平衡脏腑阴的作用。

☺ 清除心火的药食排行榜

No.1 莲子芯	No.2 酸枣仁	No.3 苦丁茶	No.4 淡竹叶	No.5 灯芯草

No.6 苦瓜	No.7 栀子	No.8 西瓜	No.9 生菜	No.10 山竹

荷叶绿豆薏米粥

主料 干荷叶15克、绿豆50克、薏米80克。

配料 冰糖适量。

做法

1. 将绿豆和薏米先浸泡6小时；干荷叶洗净，撕碎。
2. 锅内加适量水烧开，加入薏米、干荷叶、绿豆煮开，10分钟后然后转中火煮1小时，加入冰糖煮开即可。

功效解读 荷叶有清热利尿、润肠通便的作用；绿豆有清热解毒、消暑除烦、利水消肿的功效。

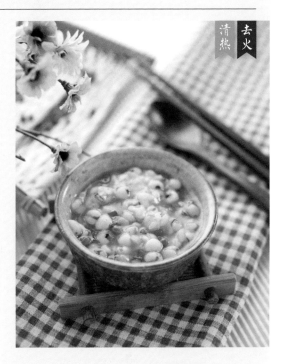

莲子芯香附茶

主料 莲子芯5克、香附9克。

做法 将莲子芯、香附分别放入清水中冲洗干净，倒入洗净的锅中。加入水，先以大火煮，水开后转小火慢煮10分钟，最后取茶饮用。

功效解读 此茶可用于心火上炎，湿热下注，小便涩赤等症状。

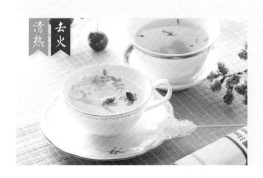

百合莲子桂圆茶

主料 莲子5克、百合6克、桂圆10克。

做法 将莲子、桂圆、百合分别放入清水中冲洗干净，莲子、百合提前浸泡。锅中加入水，先以大火煮，水开后转小火慢煮10分钟，最后取茶啜饮。

功效解读 莲子清心火，百合疏肝理气，桂圆补血养心，此茶可用于降心火。

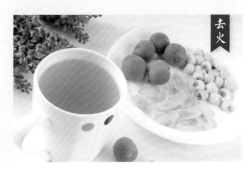

肝为"将军之官"，主疏泄，即传输、疏通、发泄，主藏血，有贮藏、调节全身血量的作用。酒精、辛辣食物、暴躁情绪等都会引起肝上火，肝火长期积蓄在体内就会影响健康。

养肝时辰：丑时（1~3点）肝经最旺。

🔎 肝上火的症状

- ☑ 头热
- ☑ 口苦、黄疸
- ☑ 大便燥结
- ☑ 情绪暴躁
- ☑ 胁肋灼痛
- ☑ 小便黄赤
- ☑ 女性湿热带下

🔎 清除肝火的方法

➥ 中医有"怒伤肝"之说，肝火多由外界刺激引起，因此调整情志、稳定情绪十分重要。焦躁情绪会火上浇油，应保持平和淡然的情绪。

➥ 预防肝火旺，要禁止吃辛辣、过腻、过酸、烧烤、油炸食品，以及羊肉、螃蟹、肥肉、乌梅等，以免火上浇油。

➥ 注意补水，多吃新鲜的果蔬，如黄瓜、雪梨、橙子、苦瓜、无花果、豌豆苗、生菜等，都有良好的清火作用，能生吃的蔬菜尽量生吃。饮料最好选择各种新鲜果汁为好，酸奶、玉米汁等也对肝脏有益，而对于各种酒类应尽量少喝或不喝。

➥ 要形成良好的生活起居习惯，做到每天睡够7小时，且保证睡眠质量。

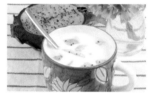

● 火龙果酸奶有助于养肝清热去火。

专家这样讲

古代人关于五脏养生的秘诀

关于五脏养生，古代医籍有句格言为："宠辱不惊，肝木自宁；动静以敬，心火自定；饮食有节，脾土安和；调息寡言，肺金自全；恬淡少欲，肾水自足。"这句话从五行和五脏的角度出发，强调心理和饮食对五脏调养的重要性，五脏安好，身体才健康。

😊 **清除肝火的药食排行榜**

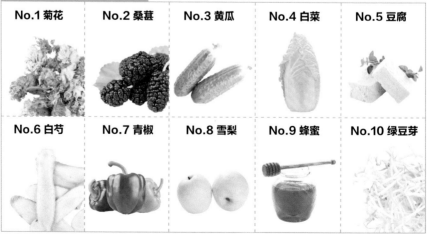

No.1 菊花	No.2 桑葚	No.3 黄瓜	No.4 白菜	No.5 豆腐
No.6 白芍	No.7 青椒	No.8 雪梨	No.9 蜂蜜	No.10 绿豆芽

肝火炽烈 平肝潜阳

● 田七郁金炖乌鸡
● 玉米须决明子菊花茶
● 双花清凉茶

田七郁金炖乌鸡

去火

主料 田七6克、郁金10克、乌鸡400克。

配料 姜、葱、大蒜、盐各适量。

做法

1. 田七洗净，切成绿豆大小的粒；郁金洗净，润透，切片；乌鸡肉洗净；大蒜去皮；姜洗净，切片；葱洗净，切段。
2. 乌鸡放入蒸盆内，加入姜、葱蒜，在鸡身上抹匀盐，把田七、郁金放入鸡腹内，注入适量清水。
3. 蒸盆置蒸笼内，用大火蒸50分钟即成。

功效解读 本品可行气解郁、理气止痛，可以去除肝火。

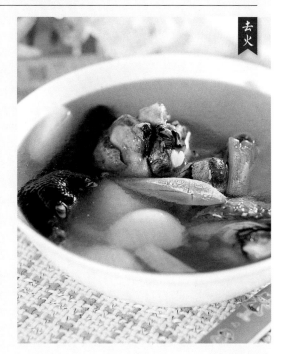

玉米须决明子菊花茶

主料 菊花5克，玉米须、决明子各3克。

配料 冰糖适量。

做法

1. 将菊花、玉米须分别洗净。
2. 取一茶杯，放入菊花、玉米须、决明子，冲入沸水，加盖闷泡5分钟，放入冰糖调味即可。

功效解读 此茶是防治肝上火、消除口臭的绝佳饮品。

双花清凉茶

主料 菊花5克、金银花3克、淡竹叶5克。

配料 冰糖适量。

做法

1. 将菊花、金银花分别洗净。
2. 取一茶杯，放入菊花、金银花、淡竹叶，冲入沸水，加盖闷泡5分钟，放入冰糖调味即可。

功效解读 此茶可防治肝上火。

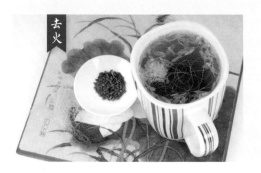

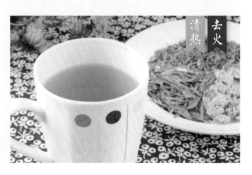

第六章 脏腑清热去火的保健方案

187

肺为"相傅之官"，肺专司呼吸，主一身之气，主宣发肃降，通调水道，朝百脉。然而肺直接与外界相通，最容易受外界邪气侵扰，内心忧虑也容易伤肺，且肺为娇脏，秋季最容易上火发热。

养肺时辰：寅时（3~5点）肺经最旺。

肺上火肺发热的症状

☑ 咽干口燥　　☑ 鼻腔烘热
☑ 干咳无痰　　☑ 嗓子沙哑
☑ 潮热盗汗　　☑ 两肋胀满
☑ 双目干涩

清除肺火肺热的方法

➡ 避免进食容易引起肺上火发热的食物，容易过敏的食物，如牛奶、鸡蛋、牛肉、巧克力和鱼虾类。还要避免饮酒，酒精刺激性强，会让肺火蔓延。

➡ 尽量少吃辛辣食物，如辣椒、生姜、芥末、胡椒、花椒等。这些大热食品会加速

肺火蔓延。

➡ 适量吃滋阴润肺的凉性食物，如空心菜、荠菜、猕猴桃、菠萝、柚子等。另

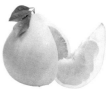

● 柚子滋阴润肺，富含水溶性维生素C，能防治肺发热咳嗽。

外，还要注意多补水。

➡ 肺热郁闭，可在医生指导下服用麻杏石甘草汤、通宣理肺丸，阴虚肺热可服用养阴清肺口服液。药物还有白薇、地骨皮，两者均可清泻肺热。

专家这样讲

深呼吸有助于排除肺内毒素

人每天呼吸约8000升空气送入肺中，漂浮空气中的细菌、灰尘、病毒等有害物质都会进入到肺脏，选择到空气清新的地方，主动咳嗽几声后用鼻子深吸气，让气体在肺部停顿几秒，再用嘴慢慢呼出，有利于将肺内的毒素排出。

☺ 清除肺火肺热的药食排行榜

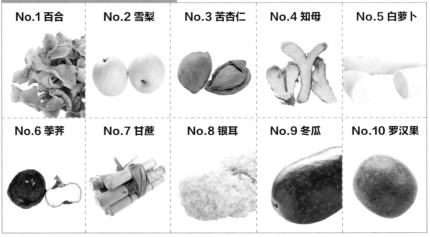

| No.1 百合 | No.2 雪梨 | No.3 苦杏仁 | No.4 知母 | No.5 白萝卜 |
| No.6 荸荠 | No.7 甘蔗 | No.8 银耳 | No.9 冬瓜 | No.10 罗汉果 |

银耳百合羹

主料 干银耳15克、百合30克、香蕉1根、枸杞10克。

配料 冰糖适量。

做法

1. 干银耳提前2小时泡发，撕成小朵，加水入蒸茏蒸半个小时取出备用；百合拨瓣洗净去老蒂；香蕉洗净去皮，切为片。
2. 将所有材料放入炖盅中，加冰糖入蒸笼蒸半个小时即可。

功效解读 此羹具养阴润肺、生津整肠的功效。

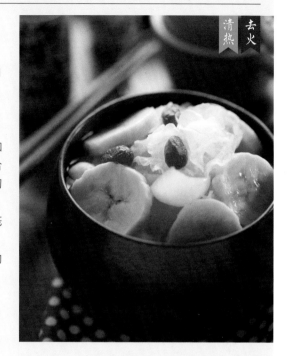

清热 去火

麦冬竹茹茶

主料 麦冬20克、竹茹10克、绿茶3克。

配料 冰糖适量。

做法

1. 将麦冬、竹茹、绿茶洗净，放入砂锅中，加400克清水，浸透。
2. 煎至水剩约250克，去渣取汁，再加入冰糖煮至溶化，和匀即可。

功效解读 此茶具有滋阴润肺、清热化痰、生津止渴、清肺去火的作用。

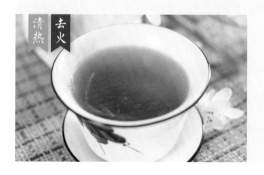

清热 去火

银翘散茶

主料 金银花10克，连翘、桔梗、薄荷各3克。

配料 冰糖适量。

做法

1. 将金银花、连翘、桔梗、薄荷研为粗末。
2. 将药材放入杯中，用沸水冲泡10分钟即可。

功效解读 此茶适宜患有风寒、无汗或有汗不多、咳嗽咽痛等症者饮用。

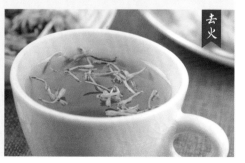

去火

第六章 脏腑清热去火的保健方案

肾为"作强之官"，肾主水，注藏精"，肾主纳气，开窍于耳，《黄帝内经》说："肾者之水，受五脏六腑之精而藏之，"肾主导生命的发育，为先天之本。肾为水脏，一般都是因肾气不足而上虚火。

养肾时辰：酉时 (17～19 点)肾经最旺。

🔍 肾上火的症状

☑ 头晕目眩　　　☑ 盗汗

☑ 耳鸣耳聋　　　☑ 健忘少寐

☑ 小便赤黄　　　☑ 腰酸背痛

☑ 发落齿摇

🔍 清除肾火的方法

◉ 肾火旺一般都是因为肾虚而引起，为虚火，因此宜多吃温热补肾阳的食物。如韭菜、豌豆、黄花菜、荔枝、桂圆、鳝鱼、黑芝麻、黑豆、豆制品等。

◉ 肾火旺忌吃过于寒凉、发物、油炸、辛辣、过咸的食物等。如辣椒、冬瓜、咸鸭蛋、咸菜、鲤鱼等。

◉ 采用按摩方法能简单有效地清除肾虚而引起的肾上火。中医认为肾开窍于耳，可以用双手手指捏按耳朵，或者轻揉耳朵上的穴位。另外，按压揉动足底的涌泉穴也是防治肾虚的好方法。

◉ 要控制性生活，频繁的性生活会引发肾虚上火。

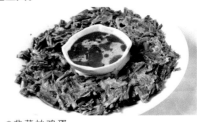

●韭菜炒鸡蛋

 专家这样讲

拳捶腰腹防肾虚上火

一些简单运动能防治肾虚上火：两腿开立，与肩同宽，双臂自然下垂，双手半握拳，先向左转腰，再向右转腰。双臂随腰部的左右转动而前后自然摆动，并借摆动之力，双手一前一后交替叩击腰背部和小腹，如此连续做40次左右。

☺ **清除肾火的药食排行榜**

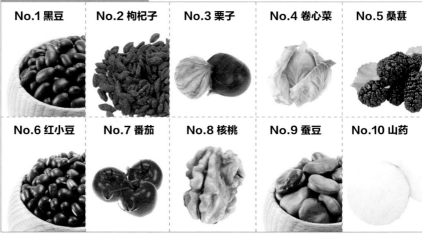

| No.1 黑豆 | No.2 枸杞子 | No.3 栗子 | No.4 卷心菜 | No.5 桑葚 |
| No.6 红小豆 | No.7 番茄 | No.8 核桃 | No.9 蚕豆 | No.10 山药 |

锁阳羊肉汤

主料 锁阳10克、羊肉250克、香菇5朵。

配料 生姜片、盐适量。

做法

1. 将羊肉洗净切块，放入沸水中汆烫一下，捞出，备用；香菇洗净，切丝；锁阳、生姜洗净，备用。

2. 将上述材料放入锅中，加适量清水，大火煮沸后，再用小火慢慢炖煮至软烂。起锅前，以盐调味即可。

功效解读 此汤有补肾、益精血、润燥的功效。

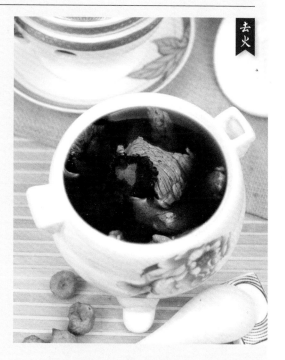

威灵仙牛膝茶

主料 威灵仙、牛膝各10克，黑芝麻15克，茶适量，白糖适量。

做法

1. 将威灵仙和牛膝洗净，拍碎，备用。

2. 往杯中注入白开水，再将黑芝麻、威灵仙和牛膝一起放进水里，加盖焖15分钟左右，去渣留汁，加入白糖调味即可。

功效解读 此茶具有健脾补肾、通经络、强筋骨、清除肾火的作用。

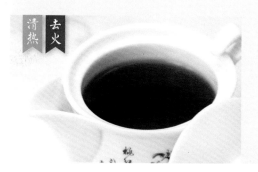

淫羊藿茶

主料 淫羊藿10克、川芎8克、生姜3克，枸杞子5克。

做法

1. 将淫羊藿、川芎研成细末，备用；将生姜切成药末。

2. 将药末放入杯中，用水冲泡30分钟后，加入适量的枸杞子和生姜末。

功效解读 此茶适合患有肝肾亏虚、气血运行受阻、腰部酸痛、肢体麻木等症者饮用。

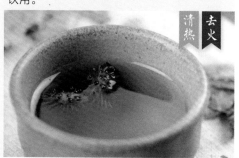

脾为"仓廪之官"，脾主运化，人身体气血津液的生化，都有赖于脾胃的运化水谷精微的功能，故称脾胃为"后天之本"。脾胃虚就容易导致脾上火，火热内往往还夹杂着"湿气"。

养脾时辰：巳时（9~11点）脾经最旺。

🔍 脾上火的症状

☑ 口唇干燥　　☑ 烦躁不安

☑ 容易饥渴　　☑ 舌苔白腻

☑ 消化减弱　　☑ 腹痛便秘

🔍 清除脾火的方法

➥ 脾助消化，要少吃胀气不易消化的食物，如洋葱、土豆、干豆类等，不易消化的症状就会转化成邪火，点燃脾火。另外，过多摄入蛋白质和含钙高的食物会导致便秘，也会引起脾上火。

➥ 无论什么脏腑上火都要避免进食辛辣食物，脾也是如此，因此对于辣椒、芥末、胡椒、白酒等要远离。

➥ 多吃易消化、清淡的食物，减轻脾胃负担，如酸奶、番茄、茭白、冬瓜、南瓜、绿豆粥等。还要养成按时就餐、少食多餐的习惯。

➥ 脾虚湿困须要健脾去湿，把多余的水分排出体外或者减少，清除引起身体免疫反应的物质，适当吃些鲫鱼、山药、猪肚、鸭肉等。

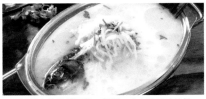

● 鲫鱼萝卜丝汤是健脾、除湿、去火的对症佳肴。

豆豉鲫鱼汤
麦芽山楂茶
茯苓枣仁茶

专家这样讲

中医养脾的建议

养脾最忌暴饮暴食，烟酒无度，这样最容易伤及脾胃。湿气大、阴雨天时不要常开窗，但最好仍进行通风，不要久居潮湿之地，尽量不要到外面潮湿的地方劳作。寒凉季节要注意保暖，不要受凉，也不要吃太寒凉的食物，多吃健脾胃、去湿食物。天气好时要多出外晒太阳，适当运动。

☺ 清除脾火的药食排行榜

No.1 魔芋	No.2 扁豆	No.3 茭白	No.4 猪肚	No.5 豇豆
No.6 山药	No.7 竹笋	No.8 薏仁	No.9 小米	No.10 茯苓

豆豉鲫鱼汤

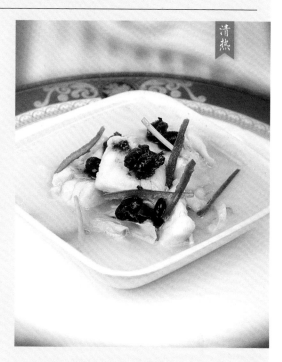

清热

主料 风味豆豉50克、鲫鱼200克。

配料 盐、姜片各适量。

做法

1. 将豆豉剁碎；鲫鱼洗净，斩块，备用。
2. 净锅上火倒入清汤，调入精盐、姜片，下入鲫鱼烧开，打去浮沫，再下入风味豆豉煲至熟即可。

功效解读 豆豉能和胃除烦，解腥毒；鲫鱼益气健脾、利水消肿、清热解毒。此汤具有温中健脾、消谷除胀的功效。

麦芽山楂茶

主料 炒麦芽10克、炒山楂片10克。

配料 红糖适量。

做法

1. 取炒麦芽、炒山楂放入锅中，加1碗水煮。
2. 煮15分钟后加入红糖稍煮，滤去渣，取汁饮。

功效解读 麦芽有清热去火、疏理气机的作用，山楂可以健脾开胃，脾热上火的人很适合饮用此茶。

茯苓枣仁茶

主料 茯苓10克、枣仁8克。

配料 冰糖适量。

做法

1. 取茯苓、枣仁放入锅中，加1碗水煮。
2. 煮15分钟后加入冰糖稍煮，滤去渣，取汁饮。

功效解读 此茶适合心、脾上火的人饮用。

第六章 脏腑清热去火的保健方案

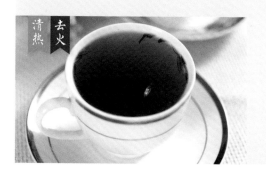

清热 去火

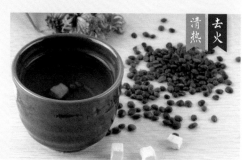

去火 清热

桑菊饮 玫瑰茉莉茶 南瓜薏米粥

胃为水谷之海，受纳腐熟水谷、主通降，以降为和。由于胃在饮食物消化过程中起着极其重要的作用，有"五脏六腑皆禀气于胃"，胃气强则五脏功能旺盛。胃火大就会出现胃热、口干口臭，影响食欲。

养胃时辰：辰时(7~9点)胃经最旺。

胃上火发热的症状

☑ 干呕、呕逆　　☑ 胃脘隐痛
☑ 饥不欲食　　　☑ 痤疮
☑ 便秘　　　　　☑ 体重下降、疲劳乏力

清除胃火胃热的方法

➤ 清除胃火、胃热当以清热、清滞为原则，饮食节制，少食多餐，多吃时令新鲜的水果蔬菜，少吃油腻、辛辣、油炸的食物。也不要过多吃酸性食物及碳酸饮料。

➤ 清除胃火、胃热当以清热、清滞为原则，饮食节制，少食多餐，多少时令新鲜的水果蔬菜，少吃油腻、辛辣、油炸的食物。也不要过多吃酸食物及碳酸饮料。

➤ 胃上火大多吃清热去火的食物，如生菜、娃娃菜、苦菊、白萝卜、苦瓜等。同时吃些健脾开胃的食物，如番茄、草莓等。

➤ 养成良好习惯，进餐不宜过饱，少饮酒，饭后不急于躺下或者运动，干些简单的家务，稍作休息。

● 吃太多的醋容易刺激胃粘膜，加重胃负担，导致胃上火。

专家这样讲

有胃病时的三个养胃小方法

方法1：饭后、睡前搓热双手以肚脐为中心顺时针环摩50圈。完毕按摩小腹。

方法2：有胃病的时候应该多喝果蔬汁、米汤、牛奶和热水。

方法3：生气会胃疼，所以胃病发生时要保持精神愉快及情绪稳定。

☺ 清除胃火的药食排行榜

No.1 卷心菜	No.2 芹菜	No.3 桑白皮	No.4 莴苣	No.5 玉米
No.6 苋菜	No.7 桃子	No.8 绿豆芽	No.9 豆腐	No.10 白菜

南瓜薏米粥

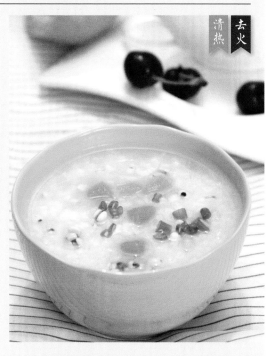

清热 去火

主料 南瓜40克、薏米20克、大米50克。

配料 盐、葱花各适量。

做法

1. 大米、薏米均泡发洗净；南瓜去皮洗净，切丁。
2. 锅置火上，倒入清水，放入大米、薏米，以大火煮开，加入南瓜煮至粥浓稠状，调入盐拌匀，撒上葱花即可。

功效解读 南瓜可润肺益气、化痰、消炎止痛；薏米可利水消肿、健脾去湿、舒筋除痹、清热排脓。此粥具有降糖止渴、健脾祛湿的功效。

玫瑰茉莉茶

主料 玫瑰花6克、绿茶3克、茉莉花4克。

做法 将茉莉花和玫瑰花洗净，再将所有材料放入杯子中，导入开水冲泡，盖上盖焖8分钟，捞出玫瑰花，即可饮用。

功效解读 茉莉花有疏理胃气的作用，搭配绿茶、玫瑰具有很好的健脾和胃，理气止痛、祛除胃火的功效。

桑菊饮

主料 桑叶10克、菊花6克、杏仁4克、连翘3克、甘草3克、薄荷2克。

做法 将杏仁、连翘、桑叶、甘草、薄荷研为粗末。将药末放入杯中，加菊花，用沸水冲泡15分钟。

功效解读 本茶适宜患有外感风热，头痛咽痛、鼻塞咳嗽、全身酸痛、口干微渴等症者饮用。

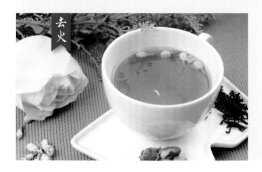

去火

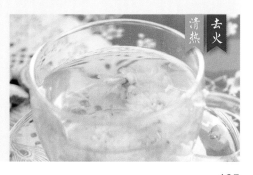

清热 去火

第六章 脏腑清热去火的保健方案

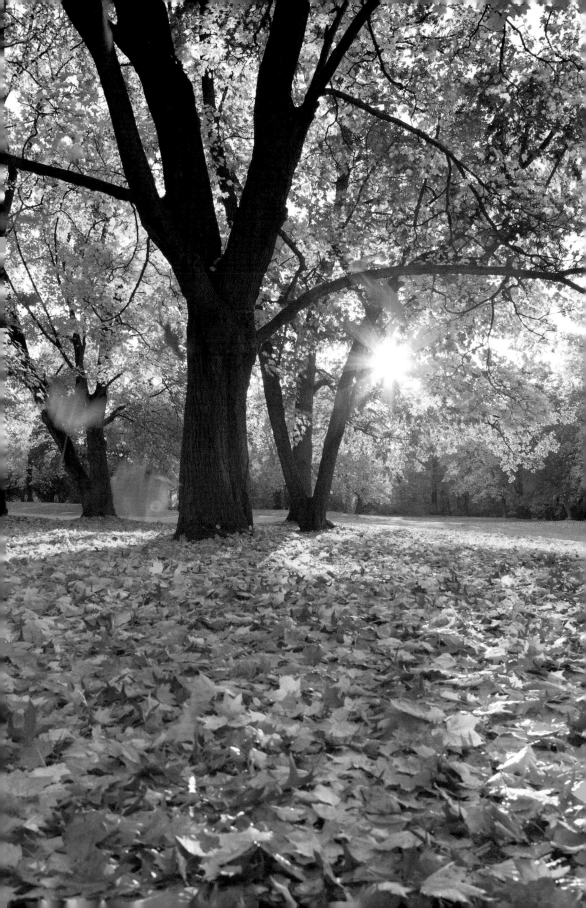

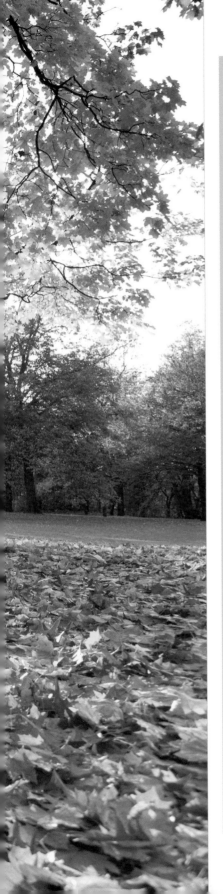

四季清热去火的生活指南

走过春夏秋冬，清爽怡然依旧

从「春风又绿江南岸」到「停车坐爱枫林晚」，从「夏木阳阴正可人」到「窗含西岭千秋雪」，一年四季更替轮回，美景各不相同。然而无论寒冷的冬季，还是酷热的夏季，亦是干燥多风的春秋季节，发热、上火都不曾走远，总是时不时地来骚扰我们的身体健康。为了健康无烦恼，我们四季都要做好清热去火的准备防御工作。

春季预防上火

春季三月有立春、雨水、惊蛰、春分、清明、谷雨六个节气。春季为四季轮回之首，寒冬过后，天气转暖，但往往是乍暖还寒，北方多沙尘，南方多雨水，昼夜温差大，干燥多风。春季养生要顺应阳气升发向上，万物始生的特点。

· 菠菜
· 春笋
· 芦荟

· 佛手瓜白芍瘦肉汤
· 蜂蜜淡竹叶茶

春季为什么容易上火发热

春季风多雨少气候干燥，水分通过呼吸系统和汗液丢失，体内因津液不足而易上火；春天因维生素摄取不足，衣服添减不当，并且容易突发流感病毒，引发感冒发热等；春天因天气变化无常，肝火上扬，易扰乱人体新陈代谢的平衡和稳定。

春季上火发热常见表现

- ☑口角生疮
- ☑咽喉发干
- ☑鼻腔热烘火辣
- ☑咳嗽、发热
- ☑ 头晕
- ☑小便发黄
- ☑便秘

春季清热去火的生活指南

- 预防肝火，适当吃酸味食物，如醋、果醋、酸奶，多吃黄绿色水果蔬菜和养肝食物，如芥菜、菠菜、春笋、甘蔗、枸杞、鲫鱼、鹌鹑等。
- 饮食清淡，少吃肉类，适当补充寒性食物。多吃肉类容易上火，肉类可以选择寒性的鸭肉。另外，适当吃莲藕、菠菜、绿豆芽、芦荟、柚子等寒性食物有利于清热去火。

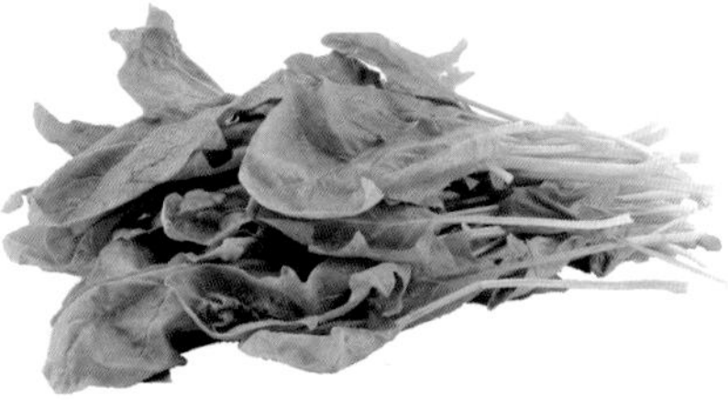

● 春天吃菠菜时，不要忘记用开水焯一下。

- 合理起居，适当运动，多开窗通风，室内温度不要高于22℃，若空气干燥应适当加湿。
- 多喝水，不熬夜。春天熬夜是非常容易上火的，一定要禁止熬夜。

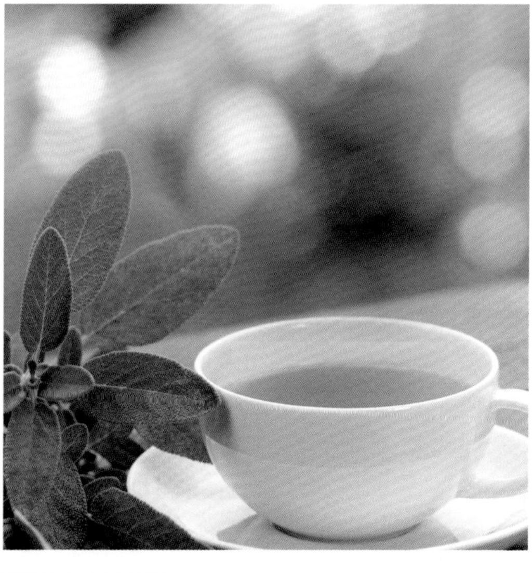

春季预防上火发热妙招：多喝降火茶，多补充维生素

茶是清凉去火的佳饮，《本草纲目》中载："茶苦味寒，最能降火，火为百病，火降则上清矣。"春天防治上火可以多喝绿茶、苦丁茶、菊花茶、金银花茶、柚子蜂蜜茶等。预防感冒可以喝甘草菊花茶或者生姜茶。另外，春天细菌、病毒等微生物大量繁殖，此时多吃新鲜果蔬，可以补充各种维生素，提高免疫力，还可预防口腔溃疡、感冒发热。

佛手瓜白芍瘦肉汤

主料 鲜佛手瓜200克、白芍20克、猪瘦肉200克、蜜枣5颗。

配料 盐、香油各适量。

做法

1. 佛手瓜洗净，切片，焯水。

2. 白芍、蜜枣洗净；瘦猪肉洗净，切片，汆水。瓦煲内放入清水，煮沸后加入佛手瓜、白芍、猪瘦肉、蜜枣，以大火烧沸，改用小火煲2小时，加盐、香油调味。

功效解读 此菜具有润燥滑肠、行气解郁、疏肝除烦、美肤抗衰等作用。

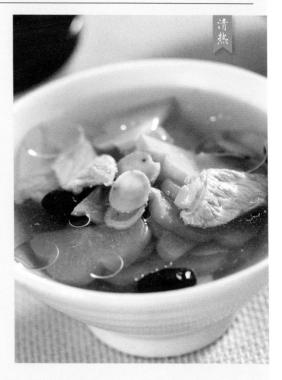

春季清热去火茶饮

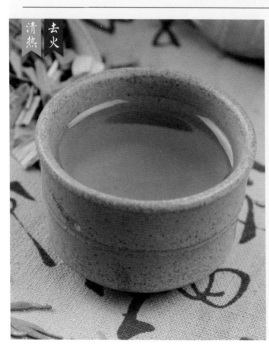

蜂蜜淡竹叶茶

主料 淡竹叶8克、生地黄5克、绿茶3克。

配料 蜂蜜适量。

做法

1. 将淡竹叶、生地黄用清水清洗一下，放入杯中，加入250毫升热水。

2. 再放入绿茶，加盖闷12分钟，调入蜂蜜搅拌均匀即可。

功效解读 淡竹叶可以清热解毒，对春季上火所引起的口腔上火，鼻出血均有疗效；蜂蜜可以缓解便秘。

第七章　四季清热去火的生活指南

夏季抵抗暑热

· 芹菜
· 黄瓜
· 绿豆
· 冬瓜薏米鸭
· 橘皮荷叶山楂饮

夏季三月包括立夏、小满、芒种、夏至、小暑、大暑六个节气。烈日当空，骄阳似火，天气炎热、闷热，身体容易受“暑热”、“暑湿”、“烦躁”、“心火”等困扰。抵抗暑热、清热去火是这个季节的一个重要话题。

夏季为什么会上火

一年当中夏季的气温最高，高温直接会破坏体内的阴阳平衡，导致体内热旺盛，一旦进食不规律，熬夜通宵，或者吃了辛辣油腻的食物，火气就会乘虚而入。另外天气炎热，会让人内心烦躁，外邪入侵心，还会引起心火上炎，情绪的躁动改变又会间接影响肝火上亢，进而出现心烦胸闷、头晕目眩的感觉。

夏季上火常见表现

☑口腔溃疡　☑口干口臭
☑小便短赤　☑心烦易怒
☑高热　☑盗汗
☑心烦、气闷

夏季清热去火的指南

● 做好防暑工作，中医认为暑为阳邪，容易伤津，所以要多喝水。平时穿白色、浅色衣服，这样的衣服吸热慢，散热快，穿着凉爽，出门最好带太阳伞或者戴草帽。喝绿豆汤可以防治中暑。

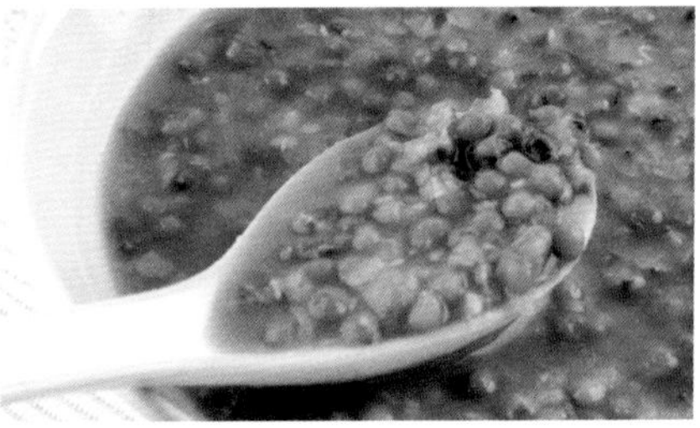

● 夏天常用绿豆煮汤喝，可以预防中暑。

● 注意调摄心神，俗话说心静自然凉，要保持心境平和，最好养成午睡的习惯，每天总睡眠不少于7小时。

● 饮食上适当多吃些寒凉食物，如西瓜、黄瓜、柚子、荸荠、芹菜等，另外苦味入心，防治心火可以吃些苦菜、萝卜叶、生菜、莴苣等。

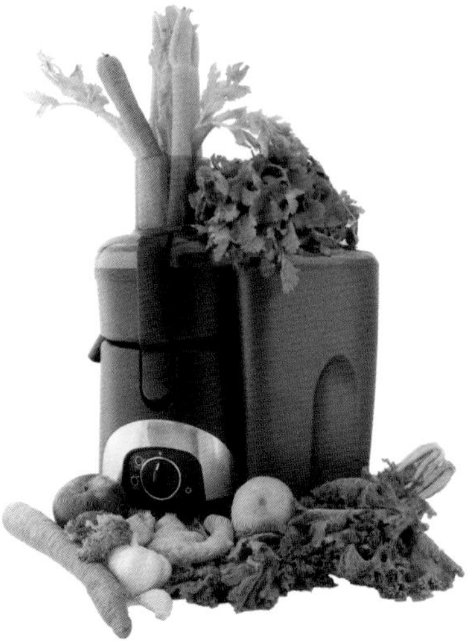

夏季预防上火妙招：多喝现榨的果蔬汁

夏天天气炎热，需要多补水，果蔬汁可以充当一定的补水量，每天早晨一杯蔬果汁有助精神舒畅，增加活力还能帮助排便。饭前半小时饮用果汁可以减少进食量。很多果蔬汁还具有清热解暑、去火排毒的功效，如荸荠柚子汁、西瓜汁、猕猴桃苹果汁、草莓番茄汁、芹菜苹果汁等。但果蔬汁一定要现榨现喝，不宜久存。

冬瓜薏米鸭

清热 去火

主料 薏米20克、枸杞子10克、鸭肉200克、冬瓜150克。

配料 盐、蒜、米酒、高汤各适量。

做法

1. 将鸭肉、冬瓜洗净，切块；薏米、枸杞子洗净、泡发。

2. 在锅中倒油烧至热，加入蒜和鸭肉一起翻炒，加适量盐，再加入米酒和高汤，翻炒至匀。

3. 待煮开后放入薏米、枸杞子，用旺火煮1小时，再放入冬瓜，煮开后转入小火续煮至熟后食用。

功效解读 此菜具有运脾化湿、清热止渴、利尿消肿的功效。

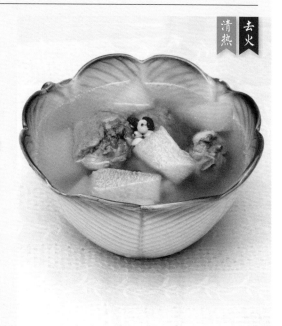

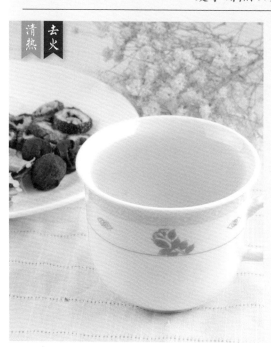

橘皮荷叶山楂饮

清热 去火

主料 荷叶10克、山楂干8克、橘皮5克。

配料 冰糖适量。

做法 将橘皮、荷叶切丝，与山楂干一起加入600毫升水煎煮25分钟，加入冰糖溶化后，放置凉后可放入冰箱随饮随取即可。

功效解读 橘皮有理气化痰的功效，荷叶具有清热解毒的作用，山楂能消脂解渴，三者搭配可以很好地预防暑热，去除心火。

第七章 四季清热去火的生活指南

秋季三月包括立秋、处暑、白露、秋分、寒露、霜降六个节气。秋高气爽，阳气日退，阴寒日升，气温逐渐转凉，然而初秋季节还有秋燥，另外此时空气逐渐干燥，在火邪和燥邪的联袂袭击下，人更容易上火。

秋季为什么容易上火

秋天干燥，人体容易缺失水分，机体缺水自然容易上火；秋季的燥邪、火邪入侵容易伤肺，引起肺火，出现咳嗽、黄痰等症状；秋季昼夜温差变大，饮酒吸烟、受凉、伤风等都会加重肺火。

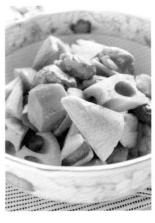

● 秋季正是鸭肉和莲藕最好吃的季节，吃了还可以降火。

秋季上火常见表现

☐ 燥热心烦　　☐ 皮肤干燥
☐ 口角糜烂　　☐ 牙龈肿痛
☐ 便秘　　　　☐ 鼻腔干燥
☐ 潮热盗汗　　☐ 声音沙哑

秋季清热去火的指南

● 保持室内一定的温度和湿度，多吃滋阴润燥的食物，如鸭肉、黄鳝、山药、银耳、莲子、白果、雪梨、栗子、莲藕等。

● 秋季燥气干涩易于伤津，容易让人烦躁，注意补水，多修身养性，思绪宁静为主，防止上心火。

● 秋季干燥，容易导致呼吸道黏膜不断受到刺激而伤风感冒，因此容易引起扁桃体炎、气管炎、肺炎等呼吸道疾病，此时应多喝冰糖雪梨水、冬瓜汤来保持上呼吸道黏膜的正常分泌，防治咽喉肿痛。

山药　雪梨　莲藕

猪肚银耳花旗参汤　莲藕百合茶

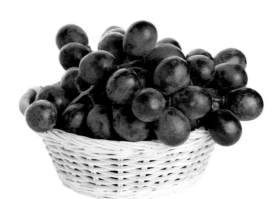

秋季预防上火妙招：应对秋燥要全方位着手

为了防止秋燥上火，补充水分，保持湿润，多吃滋阴润燥作用的水果与蔬菜，如甘蔗、苹果、石榴、葡萄、菠菜等，同时要注意"少吃辛，多吃酸"，少食辣椒、韭菜、蒜、葱、姜、花椒等；多吃酸性食物，即是富含维生素C的水果和蔬菜。入秋后及时增减衣服，保持室内空气流通，预防感冒。依照自然界在秋季"阴长阳消"的规律，宜早睡早起。

猪肚银耳花旗参汤

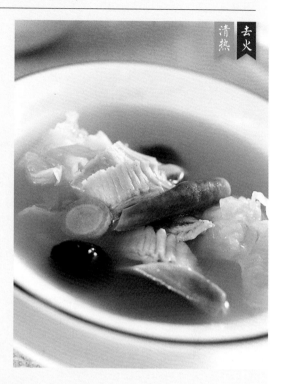

主料 花旗参25克、乌梅3粒、猪肚250克、银耳30克。

配料 盐适量。

做法

1. 银耳以冷水泡发，去蒂；乌梅、花旗参洗净备用；猪肚刷洗干净，汆水，切片。

2. 将猪肚、银耳、花旗参加乌梅和水以小火煲2小时，再加盐调味即可。

功效解读 此汤汤鲜味美，清淡爽口，有补气养阴、清火生津的作用，秋季食用可治疗阴虚火旺、内热消渴等症。

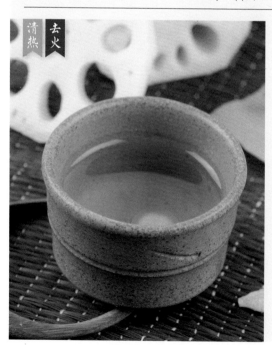

莲藕百合茶

主料 莲藕80克、百合20克、冰糖适量。

做法

1. 莲藕去皮，切片；百合洗净。

2. 将莲藕、百合、冰糖放入锅中，一起煮30分钟。为了口感饮用时可以放入少许冰块。

功效解读 百合有滋养润肺、清热安神的作用，莲藕有止痰化咳、清肺润燥的功效，此茶可用来生津润燥、养心安神、防治咳嗽。

第七章 四季清热去火的生活指南

冬季最怕上火

冬季三月包括立冬、小雪、大雪、冬至、小寒、大寒六个节气。天寒地冻，万物蛰藏，是寒冷当令季节，气温低，多风干燥，室内室外温差较大，容易感染风寒，尤其是突发流行性感冒，冬天是最容易上火发热的季节。

🔍 冬季为什么容易上火发热

冬天外界气候虽冷，但人们穿得厚，室内长期空调暖气，活动少，容易造成体内积热不及时散发；冬令饮食所含热量较高，如火锅、涮羊肉、川湘菜等，很容易导致胃肺火盛；天气冷，风也大，人容易受到寒冷的侵袭，受寒后，抵抗力减弱，病毒乘机大肆活动，就容易引起感冒发热。

🔍 冬季上火发热常见表现

☑ 头发干枯   ☑ 口唇干裂

☑ 咽喉干痛   ☑ 皮肤干燥

☑ 大便干燥   ☑ 小便赤黄

☑ 肾虚、耳鸣、腰酸盗汗

🔍 冬季清热去火的指南

➡ 预防肾火过旺，可多饮水，少吃辛辣食物，吃些清淡食物，尤其是水果蔬菜，如苹果、大白菜、番茄、白萝卜、黑木耳、豆浆等，并适当运动。

➡ 冬季要忌吃生冷、黏腻、发物和过热的饮料，如油炸糕、狗肉、海鲜、螃蟹等。

➡ 衣物不要穿得过多，容易上火着凉，每周洗一次澡，注意保持室内湿度，可以用空气加湿器。

➡ 衣物不要穿得过多，容易上火着凉，每周洗一次澡，注意保持室内湿度，可以用空气加湿器。

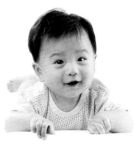

● 孩子不要穿得太多，否则活动后出汗不止，衣服被汗液湿透，反而容易着凉。

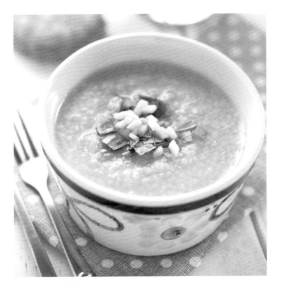

🔎 冬季预防上火发热妙招：搭配些凉菜，多喝汤吃粥

冬天一般喜欢吃热菜，各种火锅、干锅、炖菜等，此时最好搭配一些寒凉性蔬菜，如吃涮羊肉搭配一些白菜、冬瓜、茭白、豆腐等，吃肉类的菜选择一些凉拌黄瓜、凉拌苦菊。冬天容易感冒发热，可以多喝些海带冬瓜汤、豆浆竹叶粥、葱白粥等。

● 大白菜   ● 白萝卜   ● 番茄

● 桂圆山药红枣汤   ● 姜冬沙禾茶

桂圆山药红枣汤

去火

主料 桂圆肉100克、新鲜山药150克、红枣6颗。

配料 冰糖适量

做法

1. 山药削皮洗净，切小块；红枣洗净。

2. 锅中加3碗水煮开，加入山药煮沸，再下入红枣；待山药熟透、红枣松软，将桂圆肉剥开加入。待桂圆之香甜味渗入汤中即可关火，再酌加冰糖调味。

功效解读 本品具有滋阴养肾、养血护心、减缓焦虑紧张情绪等功效，此汤适合冬季饮用。

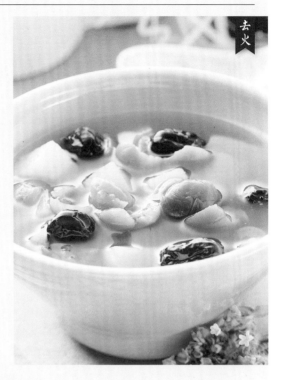

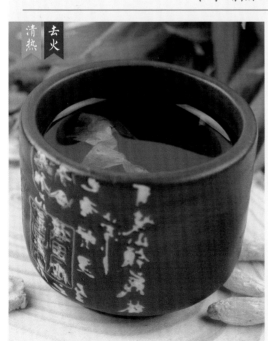

清热 **去火**

麦冬沙参茶

主料 沙参8克、麦冬5克。

配料 冰糖适量。

做法 将沙参、麦冬用清水清洗一下，一起放入杯中，加入250毫升热水，加盖闷10分钟即可饮用。喜欢喝甜的，可以加入冰糖调味。

功效解读 麦冬具有滋阴生津、润肺清心的作用，沙参有滋阴润肺的作用，此茶具有养阴润肺、清热去火功效。

第七章 四季清热去火的 生活指南

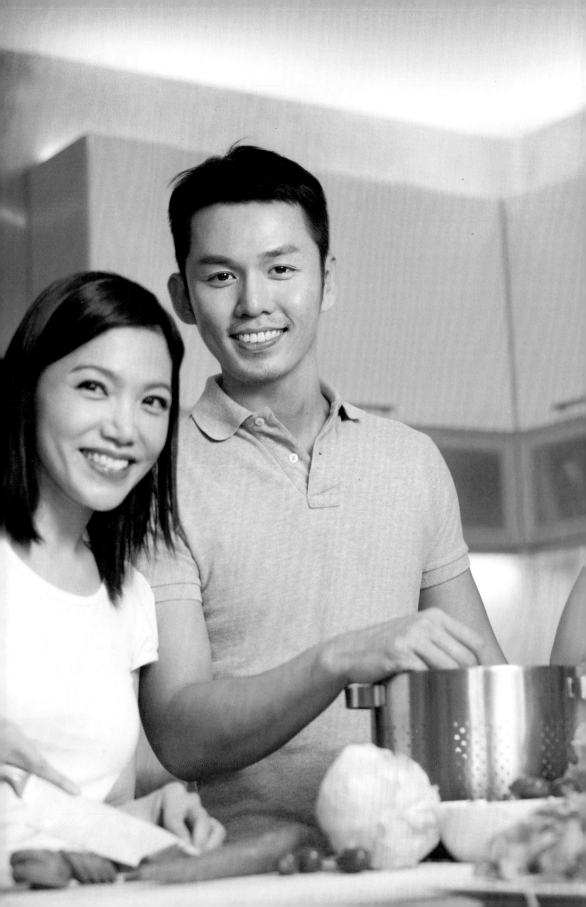

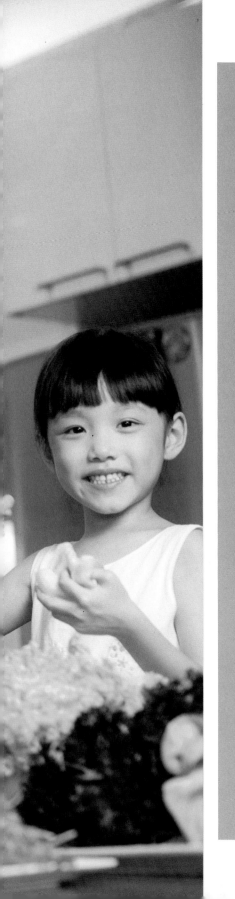

第八章

不同人群的清热去火

不上火不发热，生活清凉无忧

清热去火要对症下药，还要因人而异，不同人群有不同的特性习惯。如小孩容易发热上火，但药物耐受力弱，不宜随便使用清热退烧药，调理更应从细节、饮食等方面入手；老人体质较弱，易出现阴液亏虚，对于上火都要早作防范。上班族、熬夜族、青少年、女性等人群上火、发热跟自身的生活、饮食习惯等有关，要分别选择适合自己的清热去火方案。

中医认为小儿是"纯阳之体"，体质偏热，容易出现阳盛火旺即"上火"，正是"若要小儿安，三分饥和寒"的道理所在。幼儿的免疫力较差，也容易受到感冒发热的侵扰。

🔍 宝宝清热的策略

➡ 饮食上增加富含维生素和清热作用的食物，如西瓜、草莓、番茄、绿豆、黄瓜等。

➡ 体温升高不严重，可用酒精擦身，或者头部冷湿敷，即用20~30℃冷水浸湿软毛巾后挤干后折好置于前额，每5分钟更换一次。

🔍 宝宝去火的策略

➡ 给宝宝多喝白开水，满月的宝宝每天60~100毫升，喂配方奶阶段的宝宝更要多喂水。

➡ 营养均衡，多吃富含维生素A和维生素C蔬菜水果，多吃膳食纤维丰富的粗粮，可保持肠道畅通，排除毒素。不宜吃巧克力、芒果、荔枝、蛋糕、肥肉、胡椒等易上火的食物。

➡ 肉类可多选择鱼肉，控制好零食，不要吃腰果、炒花生、油炸或红烧等易引起上火的食物。

➡ 烹调方式最好选择蒸、煮、炖，不宜煎炸。

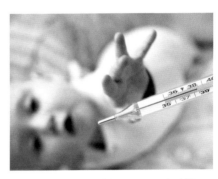

宝宝口腔体温正常参考值在36.7~37.7℃之间。

清热去火的食材推荐	
分类	**最佳食物推荐**
水果	香蕉、草莓、猕猴桃、西瓜、橘子、葡萄、橙子
蔬菜	番茄、花菜、菠菜、胡萝卜、白菜、土豆、冬瓜
其他	豆腐、玉米、红薯、绿豆、红豆、酸奶、鱼肉、虾、鸭肉

专家这样讲

宝宝发热的注意事项

宝宝的正常体温是36.5~37.5℃，如果体温不超过38.5℃，不建议吃退烧药，可以多给宝宝喂水，增加排尿量。为了防止发热，平时洗澡、天气太热、穿衣、被褥、室内通风不良等情况都要先考虑宝宝。宝宝发热不宜用成人药物，尤其是抗生素类药物，遵医嘱选择婴幼儿退烧药。如果宝宝体温长时间超过38.5℃，要马上送到医院进行治疗，不可耽误病情。

杏仁米糊

主料 大米适量、甜杏仁15克。

配料 冰糖适量。

做法

1. 将大米洗净提前浸泡备用；甜杏仁洗净去皮备用。
2. 将上述食材放入豆浆机，加水按选择键。
3. 倒出米糊即可，也可以根据宝宝的口味加入冰糖调味。

功效解读 杏仁具有滋润补肺、止咳平喘的作用；冰糖能清热解毒，加强润燥的作用。

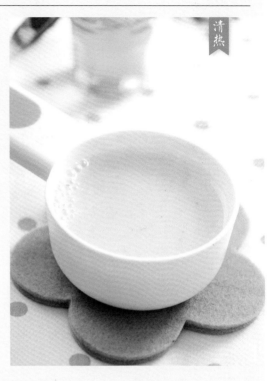

清热

宝宝去火美食

西瓜翠衣汤

主料 鲜西瓜翠衣1个（西瓜皮）、白糖适量。

做法 西瓜外层绿皮切下，洗净后切成碎块，置容器中，添加清水，文火煮30分钟，去渣留液，入白糖搅匀，候冷。

用法 口服，代茶饮。

功效解读 西瓜有很好的清热效用，正因为它能够清热，因此有"天然白虎汤"的美誉。西瓜翠衣和西瓜一样，也有很强清热作用，所以这里用它来调理小儿火旺的相关病症，实际上，除了清热之外，西瓜翠衣还具有良好的利水作用。对于水肿型肥胖的患者来说，同样是极佳的瘦身食材。

鲜藕西瓜汤

主料 西瓜200克、鲜藕100克、藕粉25克、冰糖适量。

做法

1. 将西瓜去皮和瓜子，取瓜瓤切成大片；
2. 鲜藕去皮，洗净后切成片；藕粉放到碗里，加少许水调成藕粉汁备用。
3. 净锅置火上，放750克清水和冰糖，用小火熬至溶化。加入鲜藕片和西瓜片，沸后慢慢淋入藕粉汁。撇去浮沫，出锅倒在汤碗里即可。

用法 佐餐食用。

功效解读 莲藕清热凉血，同时还具有止血的功效。与清热作用极强的西瓜搭配，对有血热和出血症状的小儿，有很好的治疗作用。

第八章 不同人群的清热去火

青少年处于成长发育阶段，尤其男孩子一般火气较大。另外，很多独生子女更是在父母的呵护下成长，不懂得自己照顾自己，出现感冒发热也只知道吃药、打针就好。

◎ 青少年清热的策略

◎ 发热时先采取物理降温，吃药打针后多喝水有利于药效的发挥，发热人体容易缺水，多喝水有助于降温，最好是白开水，一次不要喝太多，要多次喝较好。

◎ 青少年体温在39℃以下的发热，不要急于吃药，通过自然退热更好。另外，少女经期基础体温会升高0.3℃，我们称之为生理性低热，这是正常生理状况。

◎ 青少年去火的策略

◎ 不要吃厚味油炸、麻辣食物，多吃时令果蔬，注意饮水，尤其是夏季运动后要及时补充丢散的水分。不要长期饮用碳酸饮料，容易引起胃病造成胃热、胃上火。

◎ 夏天注意防暑，冬天衣服不要穿得太多，体热散不出去，容易造成脏腑上火。

◎ 容易烦躁时，可以听听轻音乐，看看漫画。男孩子玩点小游戏，用打怪兽的方式来泄愤出气；女孩子可以种些花草，生命的力量总是给人愉快的感受。

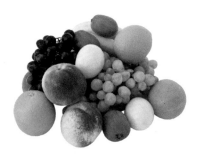

芳香诱人的水果富含水分、维生素和矿物质，更是清凉去火的好选择。

清热去火的食材推荐	
分类	**最佳食物推荐**
水果	西瓜、香瓜、葡萄、柚子、猕猴桃、杨桃、石榴
蔬菜	黄瓜、水芹菜、莼菜、丝瓜、冬瓜、卷心菜、油菜
其他	绿茶、绿豆、红小豆、百合、豆腐、豆浆、鸭肉、酸奶

专家这样讲

多运动可散体热促进睡眠

生命在于运动，不运动就要生病。青少年更需要多运动，打羽毛球、篮球、跑步、排球等运动可以把学习的负担、压力释放出去，出出汗，把多余的热量散发到体外，促进新陈代谢和排毒，增强体质自然不容易上火发热，运动后累了也就容易入睡，心境会因此清新怡然、平静顺畅。

青少年清热去火

◎忌油炸麻辣食物
◎多运动
◎本景蔬菜
◎薄荷鲜果茶
◎冬瓜豆腐汤

薄荷鲜果茶

主料 薄荷3克、柠檬50克。

配料 冰糖适量。

做法

1. 将柠檬片、薄荷分别清洗干净，放在杯内。
2. 以适量热开水冲泡，加盖闷10分钟。将冰糖放入，调匀即可饮用。

功效解读 本品具有清热利咽、发汗泻火、解表散热的功效。

清热

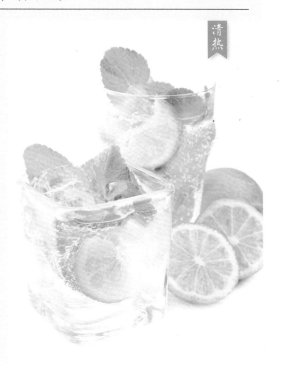

青少年去火美食

冬瓜豆腐汤

清热 去火

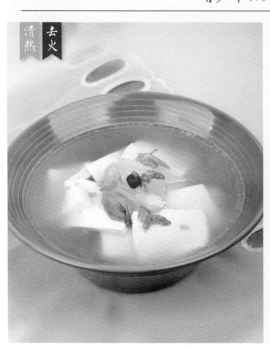

主料 泽泻15克、冬瓜200克、豆腐100克、虾米50克。

配料 盐、香油、味精各适量。

做法

1. 将冬瓜去皮瓤洗净切片；虾米用温水浸泡洗净；豆腐洗净切片备用；泽泻洗净，备用。
2. 净锅上火倒入高汤，调入盐、味精。加入冬瓜、豆腐、虾米泽泻煲至熟，淋入香油即可。

功效解读 豆腐既可补益气血，又可清热去火；冬瓜清热利尿，帮助热邪从尿中排出，此汤具有利水、渗湿、泄热的功效。

第八章 不同人群的清热去火

由于生理的特点，女人一生要经历几个特殊的生理时期，在这些时期里，各器官脏腑都会出现阴阳失调的危险，导致内分泌紊乱、阴阳失衡出现脏腑上火问题。

🔍 女人清热的策略

➡ 发热后及时进行物理降温，吃退热药，泡个温水澡，注意补充体液，多饮水。

➡ 女性孕期感冒发热不可随便吃西药，饮食保持清淡，同时可以采用一些食疗退热的办法，如百合雪梨冰糖水、葱白粥等。

➡ 女人产后要预防产褥热，产后要注意卫生，保持外阴清洁，早活动促使恶露尽早排出。

🔍 女人去火的策略

➡ 孕期的女性不宜随意进补，吃人参、桂圆、蜂王浆、紫河车等，过多进补会造成阴虚火旺，引起胎火，对胎儿造成生命影响，要进补一定要遵循医生的建议。

➡ 更年期的女性容易上肾火，如果肾阳不足，可以吃桂附地黄丸；如果肾阴不足可以吃六味地黄丸；如果肝肾不足，可以吃杞菊地黄丸。

➡ 养成良好的生活习惯，适当饮水，补充滋阴润燥的食物，按时作息，充足睡眠，避免劳累。

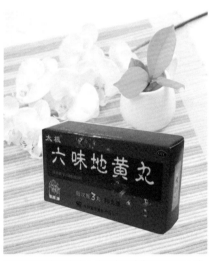

肾阴不足引起的肾虚上火可在医生指导下服用六味地黄丸。

清热去火的食材推荐	
分类	最佳食物推荐
水果	西瓜、猕猴桃、苹果、山竹、梨、橄榄果、葡萄
蔬菜	茄子、黄瓜、番茄、银耳、海带、苦瓜、白菜、白萝卜
其他	玉米、鲫鱼、莲子、菊花、杏仁、白果、薏米

专家这样讲

孕期不可吃生冷食物去火

怀孕初期，孕妇常会出现上火不适，因此会想吃冷饮、寒凉的水果来缓解燥热。过多地吃生冷食物，不仅会影响脾胃消化功能，还会让孕妇身体虚弱。螃蟹、雪糕、山楂、马齿苋等寒凉食物还会引发腹泻、宫缩造成流产。在孕期饮食一定要十分谨慎，不可贪凉。

*百合雪梨冰糖水 *葱白粥

*西芹炒百合 *玫瑰黄瓜燕麦豆浆

西芹炒百合

主料 西芹200克、水发百合100克。

配料 淀粉、盐、鸡精各适量。

做法

1. 将西芹去掉叶子后洗净，用刀把筋去掉，斜刀切片，下开水锅焯一下捞出；百合洗净备用。

2. 锅放油后开火，放入焯好的西芹、百合，翻炒一下，放入盐、鸡精快速翻炒，勾芡出锅即可。

功效解读 西芹有清肠利便、解毒消肿、去脂减肥的作用；百合能生津润燥、清热化痰、清火去燥。

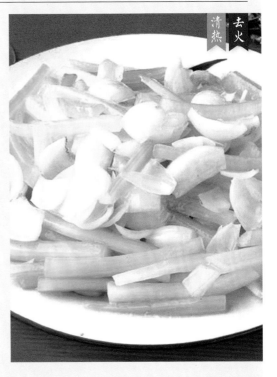

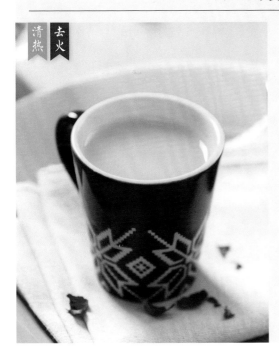

玫瑰黄瓜燕麦豆浆

主料 黄豆50克、黄瓜1根、玫瑰花20克、燕麦30克。

做法

1. 将黄豆提前8小时浸泡，将黄瓜洗净之后切成小块备用。取下玫瑰花的花瓣，将燕麦淘洗干净。

2. 将所有的食材一起放入豆浆机内，加水，开机搅拌煮熟后即可饮用。

功效解读 此豆浆不仅有清热解暑的作用，另外玫瑰花美容养颜、通经活络，能够缓解女性生理期痛经的问题。黄瓜能够延年益寿、抵抗衰老。

第八章 不同人群的 清热去火

老人年纪大，体质相对虚弱，遇到病邪、火邪、燥邪侵入时，抵御能力差，邪气滞留体内，容易郁而化火。另外，老人易出现阴液亏虚，虚火上升。

老年人清热的策略

老人对发热反应不敏感，当出现头晕乏力、精神萎靡时要及时测量体温。老人皮下组织松弛，温度计不易贴紧，可测量口腔温度或肛门温度。

老人发热，所需的水分比平时多，应鼓励病人多饮水，可多喝绿豆汤、西瓜汁及蜂蜜水等。发热后多吃易消化的流食或者半流食。

老年人去火的策略

饮食宜清淡，多吃瓜果蔬菜，少吃油炸、煎烤或熏制的食物，尽量避免辛辣厚味的调味品，如生姜、辣椒、胡椒、八角、肉桂、丁香等。

老年人大多阴虚火旺，最好在医生的指导下定期服用滋阴降火类的中成药，如六味地黄丸、知柏地黄丸等，对预防老年人"上火"有一定的作用。

保证睡眠质量，禁止吸烟饮酒，坚持进行适宜的锻炼，增强体质，提高机体的免疫力和抵抗力。

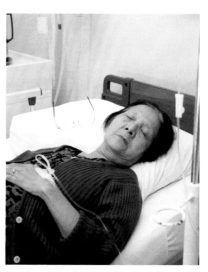

老人发热时要及时去医院诊治，按医生要求用药。

清热去火的食材推荐	
分类	最佳食物推荐
水果	雪梨、柠檬、香蕉、樱桃、草莓、葡萄、香瓜
蔬菜	山药、百合、莲藕、白萝卜、冬瓜、西兰花、紫甘蓝、海带
其他	绿豆、豆腐、荷叶、生地黄、莲子芯、麦冬、薏米

专家这样讲

老人适当补充膳食纤维

老人一般喜欢精细食品，饮食中摄入的膳食纤维太少，加上自身肠道蠕动功能差，腺体分泌减少，易导致便秘，中医称之为阴虚液亏，"无水行舟"，是虚火内燥的常见表现。因此要多吃富含纤维的食品，如四季豆、玉米、胡萝卜、白菜等。养成定时排便的习惯，必要时可短期服用蜂蜜或麻仁等润肠通便的中成药。

绿豆玉米粥

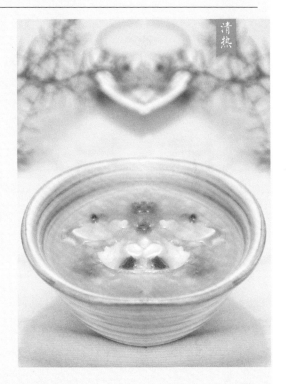

清热

主料 绿豆40克、百合15克、大米50克、玉米粒、胡萝卜各30克。

配料 香油、盐各适量。

做法

1. 大米、绿豆均泡发洗净；胡萝卜洗净，切丁；玉米粒洗净；百合洗净，切片。
2. 锅置火上，倒入清水，放入大米、绿豆煮至开花。加入胡萝卜、玉米、百合同煮至粥浓稠状，调入盐、香油拌匀即可。

功效解读 此粥有清热祛暑、泻火解毒、降低血脂等功效。

清热 去火

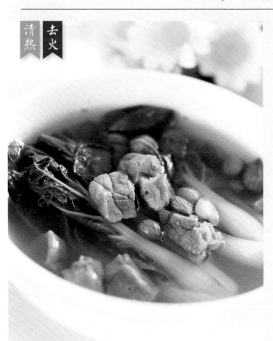

杏仁菜胆猪肺汤

主料 菜胆50克、杏仁20克、猪肺250克、黑枣5粒。

配料 姜、盐、味精等各适量。

做法

1. 杏仁洗净，温水浸泡，去皮、尖；黑枣、菜胆洗净。猪肺注水、挤压，反复多次，直到血水去尽、猪肺变白，切成块状，余烫。
2. 烧锅放姜，将猪肺爆炒5分钟左右，将清水及所有材料放入瓦煲内，大火煲开后，改用文火煲3小时，加盐、味精调味即可。

功效解读 此汤有养肺固表、止咳化痰、润肠通便的功效。

第八章 不同人群的清热去火

对于朝九晚五的上班族而言，在强压下，每天耗费大量的脑力，经常用一些油腻油炸、厚味辛辣的快餐来解决午餐，超快的节奏下不知道调养，免疫力自然下降，烦躁虚弱之中的火气一点就着。

上班族清热的策略

多喝水，不要喝过甜的饮料，多食富含维生素C有清热作用的食物，如西瓜、黄瓜、番茄、绿豆、苦瓜等。

如感冒发热后，可以选择一些具清热解毒功效的中药，如双黄连口服液、清热解毒口服液、桑菊感冒片等。

上班族去火的策略

多吃清新的水果和嫩蔬菜。如白菜、花椰菜、芦笋、西瓜、柚子、苹果、葡萄等富含矿物质，特别是钙、镁、硅的含量高，具有宁神、降火的神奇功效。

平时选择工作餐，最好注意荤素搭配，素菜在量上达到荤菜的数倍，多选择清热去火的蔬菜，如菠菜、芹菜、黄瓜、番茄、花菜等。不要过度的选择容易上火的肉类如牛肉、鸡腿、猪肉等。

少熬夜，少吃烧烤，由胃火引起的口臭可以喝柠檬水或者藿香茶。

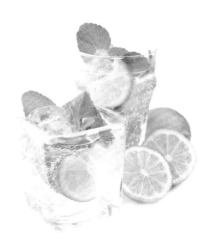

柠檬水可以清除口臭

清热去火的食材推荐	
分类	**最佳食物推荐**
水果	枇杷、草莓、西瓜、柚子、葡萄、杨桃、山竹
蔬菜	荠菜、芹菜、生菜、荷兰豆、佛手瓜、黑木耳、绿豆芽
其他	茉莉花、金银花、茯苓、绿豆、决明子、海参、鸭肉

专家这样讲

养盆花草平息气火

一项科学研究报告表明，长期处于紧张状态可以对人体健康产生致命的影响。过大的工作、生活压力，都会严重损害免疫能力。芳香的植物可以有效缓解紧张，消除烦躁，避免引起肝火、心火。其中熏衣草的香味是失眠症患者的"良药"，还能够改善抑郁症状，消除紧张，平肝熄风。在办公室可以养康乃馨、水竹、菊花等。

芝麻胡萝卜酸奶汁

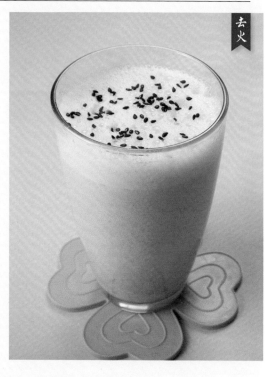

主料 芝麻20克、胡萝卜60克、酸奶250毫升。

配料 蜂蜜各适量。

做法

1. 将干净的芝麻放入榨汁机内。
2. 胡萝卜洗净，切块后放入榨汁机。
3. 加入矿泉水榨汁后，过滤，然后加入酸奶和蜂蜜，调匀即可。

功效解读 芝麻有延年益寿、益智补肾的功效，此奶汁可以滋养肝肾、明目、提高免疫力，清除肾虚之火。

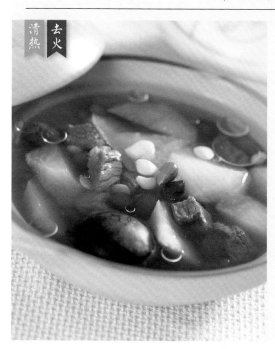

杏仁萝卜肉汤

主料 白萝卜100克、罗汉果1个、杏仁25克、猪腱肉200克。

配料 姜、盐各适量。

做法

1. 猪腱肉切块，放入开水锅中氽一下，捞出冲洗干净；罗汉果、杏仁洗净备用。白萝卜洗净去皮，切块。
2. 锅内加适量水烧开，加入猪腱肉、白萝卜、罗汉果、杏仁、姜片，待烧开后改文火煲约2小时，放盐调味即成。

功效解读 此汤具有清热健脾、宣肺止咳、健脾消食、利水消肿等功效。

第八章 不同人群的 清热去火

・B族维生素
・维生素C

・柚子萝卜蜜
・菊花桔梗雪梨汤

现今夜生活丰富的人越来越多。这类人经常熬夜，会造成内分泌失调，出现口干口苦、黑眼圈、长暗疮、还可能会患脂漏性皮炎，这大多是熬夜上火的表现。

熬夜族清热的策略

● 熬夜前，吃富含B族维生素、维生素C的食物，如香菇、豆浆、草莓、番茄等，能够解除疲劳，增强人体抗压力，防治上火发热。

● 熬夜时不要喝咖啡、浓茶、可乐等，可以多喝白开水、矿泉水、绿茶、茉莉花茶、菊花茶等。

熬夜族去火的策略

● 熬夜所造成的上火多数是上虚火，熬夜耗费元阴，出现阴气不足。因此中医上的去火便是抑阳与滋阴两个方法。滋阴的药物、食材有玉竹、女贞子、山茱萸、桑葚、葡萄、梨等。

● 第二天晨起后，肝的排毒能力有所下降，我们应该吃些梨、鸭肉、莲藕、蜂蜜水等具清肝明目的食物保肝护肝。

● 熬夜后可以喝一些具有滋阴清热作用的茶饮，如薄荷、枸杞、金银花、麦冬等花草茶。

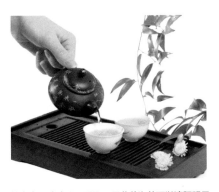

熬夜容易造成眼干眼涩，用菊花泡茶可以清肝明目。

清热去火的食材推荐	
分类	最佳食物推荐
水果	橙子、李子、木瓜、柿子、柚子、西瓜、火龙果
蔬菜	芦笋、黄豆芽、荸荠、菠菜、苦瓜、莴苣、白菜、南瓜、黄瓜
其他	薏米、螃蟹、玉米须、兔肉、桑叶、酸奶、枸杞、白茅根

专家这样讲

经常熬夜要懂得调理

夜晚熬夜时双眼得不到正常光线的照射，容易疲劳，此时向远处眺望几分钟，让眼睛得到放松一下，然后再睡觉。拍拍颈部、拍拍脑袋、拍拍大腿……凡是感觉疲惫的部位，都拍打拍打。拍击法可是中医推拿手法之一，可促进气血运行、消除肌肉疲劳，还有提神醒脑的作用。如果是熬夜过后，早上要休息，尽量不要吃太饱，也不要空腹就睡觉，可喝些清淡的蔬菜粥来补充体力。

柚子萝卜蜜

主料 柚子200克、胡萝卜100克。

配料 蜂蜜适量。

做法

1. 将柚子去皮取肉，切块；胡萝卜洗净，切块。

2. 二者一起加入榨汁机，放入适量清水，按榨汁键搅拌45秒后，倒出，调入蜂蜜搅拌均匀即可。

功效解读 柚子有清热解毒、润肺止咳的功效，胡萝卜富含多种维生素，此饮品适合熬夜者饮用。

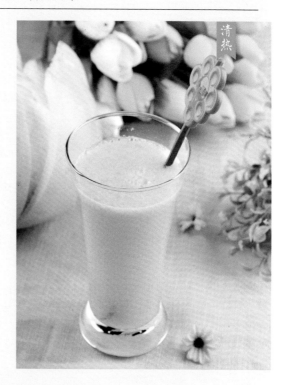

熬夜族去火美食

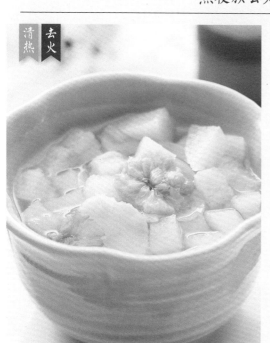

菊花桔梗雪梨汤

主料 甘菊5朵、桔梗10克、雪梨1个。

配料 冰糖适量。

做法

1. 甘菊、桔梗洗净加适量水煮开，转小火继续煮10分钟，去渣留汁，加入冰糖搅匀后，盛出待凉。

2. 雪梨洗净削皮，梨肉切丁备用。将切丁的梨肉加入已凉的甘菊水即可。

功效解读 菊花有清热去火、明目养肝的功效。此汤可以开宣肺气、清热解毒、润燥止咳，适用咽喉肿痛、眼睛干涩等病症。

第八章 不同人群的清热去火

唐代时，陈藏器在《本草拾遗》中提道："诸药为各病之药，茶为万病之药。"广义的茶其实并非只包括红茶、绿茶、普洱茶等，还涵盖那些花草茶、中药茶。其中还有一类保健茶——凉茶，凉茶具有很好的清热去火、除湿解毒的作用，可以在家自己学着制作，饮用很方便。

桑菊薄荷凉茶

主料 桑叶、菊花各10克，薄荷5克，苦竹叶、白茅根各3克。

做法 将上述材料洗净，放入茶壶内，用开水泡10分钟即成。

功效解读 此茶清热解表，适用于风热感冒。

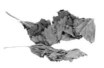

桑叶

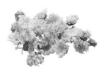

菊花

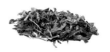

淡竹叶

白茅根

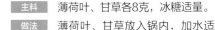

甘草薄荷凉茶

主料 薄荷叶、甘草各8克，冰糖适量。

做法 薄荷叶、甘草放入锅内，加水适量，煮沸5分钟后，放入冰糖搅匀。

功效解读 此茶清热解暑，提神醒脑。

薄荷叶

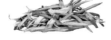

甘草

板蓝根凉茶

主料 板蓝根10克，黄柏5克，金银花3克，甘草3克，冰糖、盐各适量。

做法 将以上材料放入清水锅中，用小火煎煮20分钟后去渣，加入冰糖、少量的盐即可。

功效解读 此茶祛湿消肿，凉血利咽。

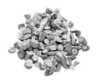

板蓝根

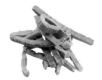

黄柏

金银花

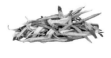

甘草

荷叶凉茶

主料 荷叶半张，白术、甘草各5克，白糖适量。

做法 将半张荷叶撕成碎块，与白术、甘草一起放入水中，共煮20分钟左右，去渣取汁，放入白糖搅匀，冷却后饮用。

功效解读 此茶清热去火，防暑降温。

橘皮槐花凉茶

主料 橘皮15克，槐花5克，白糖适量。

做法 橘皮洗净，撕成小块，与槐花一起放入茶杯中，用开水冲入，盖上杯盖闷10分钟左右，然后去渣，放入少量白糖。

功效解读 此茶清热解毒，防暑降温。

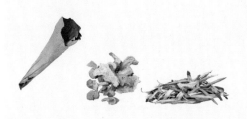

荷叶　　　白术　　　甘草

橘皮　　　　　槐花

香兰凉茶

主料 藿香10克、佩兰9克、茶叶6克、白糖适量。

做法 藿香与佩兰洗净后，和茶叶一起放入茶壶中，用开水冲溶，盖上盖闷8分钟，加入白糖搅拌后，再加入冰块冷却，即可饮用。

功效解读 此茶解热祛风，清暑化湿，开胃止呕。

百合玉竹凉茶

主料 百合10克、玉竹10克、茶叶6克、蜂蜜适量。

做法 百合、玉竹洗净后，和茶叶一起放入茶壶中，用开水冲溶，盖上盖闷10分钟，加入蜂蜜搅拌后，再加入冰块冷却，即可饮用。

功效解读 此茶润燥生津，清暑化湿，补中益气，润肠通便。

藿香　　　佩兰　　　茶叶

百合　　　玉竹　　　茶叶

五花凉茶

主料 金银花、鸡蛋花、槐花、葛花、木棉花各10克，罗汉果1个，白糖适量。

做法 先将罗汉果切碎，与金银花、鸡蛋花、槐花、葛花、木棉花一起加入纱布袋中，用清水冲洗后放入砂锅内，加适量水，煎煮20分钟后，取汁液加入白糖即可。

功效解读 此茶清热解毒、消暑去湿、减低肠胃刺热、利小便。

金银花　　　　槐花　　　　罗汉果

杏仁止咳凉茶

主料 杏仁15克，桑叶、菊花各10克，白糖适量。

做法 先将桑叶、菊花洗净，与杏仁一起放入砂锅内，加适量水，煎煮20分钟后，取汁液加入白糖即可饮用。

功效解读 此茶清热解毒、润肠通便、止咳化痰。

杏仁　　　　桑叶　　　　菊花

淡竹叶金银花凉茶

主料 金银花、淡竹叶各5克，杏仁3克，绿茶2克，蜂蜜适量。

做法 将上述主料放入锅中，加入适量水，煎煮15分钟后，加入蜂蜜即可。

功效解读 此茶清热解毒、行水散湿、宣肺止咳、润肠通便。

金银花　　　　淡竹叶　　　　杏仁

喝凉茶的注意事项：

1.饮用凉茶要适量，热性体质的人可以多喝点，而寒性体质、脾胃虚寒的人则要少喝。

2.有妇科病的女性及月经期的女性不宜饮凉茶。

3.老年人、婴幼儿、慢性肠胃病患者不适合饮用凉茶。

人的一生中有1/3的时间是在睡眠中度过的，人在睡眠中进行休整调养，没有良好的睡眠就没有健康的保证。俗语说的好："吃药十副，不如独宿一夜"，睡眠不是小事。而床上的枕头在睡眠上起到的作用是不可小觑的。你有没有想过在家自己制作一种特别的"枕头"——药枕。药枕既可保健安眠，又能预防疾病。

人的头颈处经脉网罗密布，穴位众多。长时间枕着药枕，利用睡眠时头部的温度，促使药物的有效成分散发出来，缓慢持久地刺激经穴，人的身心容易放松，可以较快进入良好的睡眠状态，通过吸收枕头内的药性还可达到防病治病的目的。

◎ 自制药材枕头的方法如下：

步骤1 去药店、市场购买以下材料：需要的中药材、食材，半尺纯棉布。药材必须质量上乘，品质纯正。

步骤2 在家用纯棉布缝个小枕头皮，将药材晒干，加工成绿豆粒大小，掺在一起，拌匀后，一并装入枕头之中，封口后即可使用。

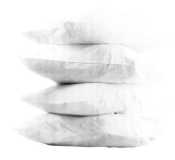

步骤3 枕头每隔一个月就要晾晒一次，保证药物干燥，防止发霉，枕中药物最多只能用4、5个月，到期时需要更换。

清热去火、促进睡眠的药枕

菊花川芎枕

药枕配方

野菊花550克、川芎200克、桑叶100克，晒干药材，碾成粗末拌匀，装入枕芯。

使用功效

菊花具有清肝明目、清热除烦的作用，此药枕有平肝清热、活血通络的功效。

绿豆槐花枕

药枕配方

槐花250克、绿豆600克，晒干，一起装入枕芯。

使用功效

槐花气味芳香，能清热凉血，此药枕用于内热、口干口苦、便秘、心烦失眠等症状。

保健有效

6款清热去火、促进睡眠的药枕

菊花薄荷枕

药枕配方

野菊花500克，桑叶、薄荷和黑豆皮各100克，晒干，揉碎，拌匀，装入枕芯，缝成枕头。

使用功效

清上焦火，有祛风止痛、清肝明目之功效，也适合高血压、偏头痛等症。

防治感冒药枕

药枕配方

白术200克，黄芪150克，防风、白芥子、桂枝各100克，薄荷、麻黄各80克，羌活、桔梗各50克。将所有药材晒干，揉碎，拌匀，装入枕芯，缝成枕头。

使用功效

益气固本、宣肺解表。此药枕配方可以提高身体免疫力，适用于经常受感冒发热困扰的人使用。

夜交藤枣仁药枕

药枕配方

夜交藤250克、合欢皮150克、枣仁100克、五味子100克、黄菊花100克、香附100克、磁石50克，晒干，揉碎，拌匀，装入枕芯，缝成枕头。

使用功效

调血安神、滋阴、疏调气机、交合阴阳二气。此药枕配方能缓解头晕、头痛、失眠、耳鸣、心烦等不适。

清心安神枕

药枕配方

灯芯草250克、枣仁200克、决明子100克、荞麦壳200克，前三者揉碎，拌匀，再和荞麦壳一起装入枕芯，缝成枕头。

使用功效

枣仁有安神镇静，催眠祛热的作用，灯芯草具有清热除烦的功效，此药枕能辅助治疗失眠、上火、心烦。

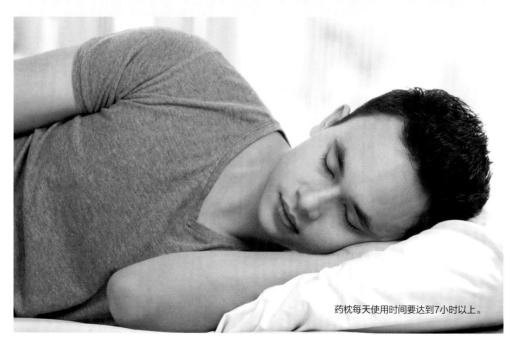

药枕每天使用时间要达到7小时以上。

柠檬

【性味】味酸甘，性平。

【归经】入肺、胃经。

【功效】化痰止咳，生津，健脾，消除疲劳、美肤、稳定精神。

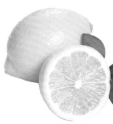

【挑选妙招】选购时，应挑选色泽鲜艳，没有疤痕的，而且皮比较薄，捏起来比较厚实的柠檬。

甘蔗

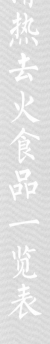

【性味】味甘、性寒。

【归经】入肺、胃、脾经。

【功效】清热解毒、生津止渴、和胃止呕、滋阴润燥，用于反胃呕吐、呃逆。

【挑选妙招】良质甘蔗剥开后可见果肉洁白，质地紧密，纤维细小，富含蔗汁。劣质甘蔗纤维粗硬，汁液少，有的木质化严重或结构疏松。霉变甘蔗纵剖后，剖面呈灰黑色。

草莓

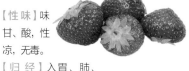

【性味】味甘、酸，性凉，无毒。

【归经】入胃、肺、脾经。

【功效】润肺生津，健脾，消暑，解热，利尿，止渴。

【挑选妙招】选购草莓应以色泽鲜亮、颗粒大、香味浓郁、蒂头带有鲜绿叶片、没损伤的为佳。颜色过白或过青都表示还没成熟。

猕猴桃

【性味】味酸、甘，性寒，无毒。

【归经】入胃、肾经。

【功效】清热解毒，利湿，止痛，护肝，消渴，止咳，润喉。

【挑选妙招】选购猕猴桃时，应先细致地手摸果实，然后选择较硬的。若是已经整体变软或局部变软的果实，都不能久放，因此最好不要购买。

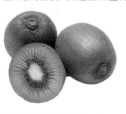

石榴

【性味】味甘、酸、涩，性温，无毒。

【归经】入胃、大肠经。

【功效】生津止渴，收敛固涩，止泻止血，抗胃溃疡、软化血管、降低胆固醇。

【挑选妙招】挑选石榴，首先看表面是否有光泽，如果颜色比较亮，说明石榴比较新鲜；其次拈重量，大小差不多的石榴，比较重的就是熟透了的，水分就会多；三是看表皮是否饱满，表皮饱满的比较好，若是松弛的，那就表示不新鲜了。

柚子

【性味】味甘酸，性寒，无毒。

【归经】入脾、胃、肺经。

【功效】健脾，止咳，解酒，补血，利便。

【挑选妙招】挑选柚子最好选择上尖下宽的标准型，表皮须薄而有光润，并且色泽呈淡绿或淡黄。

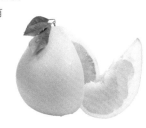

苦瓜

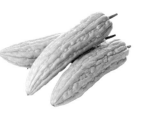

【性味】味苦，性寒，无毒。

【归经】入心、脾、肺经。

【功效】清热祛火，解毒明目，补气益精，止渴消暑，降低血糖。

【挑选妙招】挑选苦瓜时，要观察苦瓜上一粒一粒的果瘤，颗粒饱满，表示瓜肉越厚；颗粒越小，瓜肉则越薄。

菠菜

【性味】味甘，性冷、滑，无毒。

【归经】入肠、胃经。

【功效】补血止血，止渴润肠，滋阴平肝，助消化，消除疲劳。

【挑选妙招】选购时要挑选叶片坚实，整株茂密，叶小茎短，根部红色的菠菜。

冬瓜

【性味】味甘，性微寒，无毒。

【归经】入肺、大小肠、膀胱经。

【功效】清热解毒，利水消炎，除烦止渴，祛湿解暑，减肥降脂。

【挑选妙招】挑选冬瓜时，应选择皮色青绿，带白霜，形状端正，表皮无斑点和外伤，且皮不软、不腐烂的。挑选时可用指甲掐一下，表皮硬，肉质紧密，种子已成熟，变成黄褐色的冬瓜口感比较好。

番茄

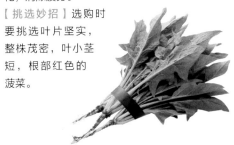

【性味】味甘、酸，性微寒。

【归经】入胃、肝、肺、大肠经。

【功效】生津止渴，健胃消食，清热解毒，凉血平肝，补血养血，便秘整肠。

【挑选妙招】选购番茄时，中大型蕃茄以形状丰圆、颜色红，但果肩青色、果顶已变红者为佳，若完全红，反而口感不好。中小型蕃茄以形状丰圆或长圆，颜色鲜红者为佳。

黄瓜

【性味】味甘，性寒，有小毒。

【归经】入肺、脾、胃、大肠经。

【功效】清热利尿，解毒消肿，生津止渴，健胃，用于宿醉。

【挑选妙招】黄瓜的盛产季节为初夏到初秋。选购时，要挑选新鲜水嫩、有弹力、深绿色、较硬，而且表面有光泽，带花的。

丝瓜

【性味】味甘，性平，无毒。

【归经】入肺、肝、胃、大肠经。

【功效】清热化痰，凉血解毒，解暑除烦，通经活络，健脑美容。

【挑选妙招】无论是挑选普通丝瓜还是有棱丝瓜，都应选择头尾粗细均匀的。挑选有棱丝瓜时，还要注意其皱褶间隔是否均匀，越均匀表示味道越甜。

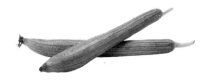

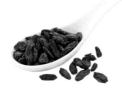

枸杞子

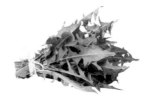

蒲公英

类型	名称	页码
茶饮	灯芯草茶	17
	丹参陈皮饮	21
	胖大海金银花茶	40
	百合茶	41
	桑椹红枣茶	43
	荷叶山楂茶	47
	钩藤薄荷川贝饮	48
	金银花菊花茶	49
	黄瓜玫瑰饮	57
	绿豆芽白菜饮	63
	百合莲子茶	65
	秋梨膏	103
	柿子柠檬水	117
	蜂蜜雪梨茶	144
	甘蔗红茶	146
	冬凌草茶	153
	夏枯草茶	154
	栀子金银花茶	154
	莲子芯金盏茶	155
	胖大海茶	156
	麦冬沙参茶	205
	五味芦根茶	157
	薏米黄芩饮	158
	车前子茶	159
	苦参茶	159
	菊花乌龙茶	160
	薄荷绿茶	160

类型	名称	页码
茶饮	桑菊茶	161
	柴胡赤芍茶	161
	豆蔻藿香茶	162
	青蒿茶	162
	茉莉荷叶茶	163
	佩兰生地饮	163
	决明子菊花茶	166
	罗汉果胖大海茶	164
	桑白皮茶	165
	竹沥茶	165
	白茅根天花粉茶	168
	玉竹洋参茶	169
	莲子芯香附茶	185
	百合莲子桂圆茶	185
	玉米须决明子菊花茶	187
	双花清凉茶	187
	麦冬竹茹茶	189
	银翘散茶	189
	威灵仙牛膝茶	191
	淫羊藿茶	191
	麦芽山楂茶	193
	茯苓枣仁茶	193
	玫瑰茉莉茶	195
	桑菊饮	195
	橘皮荷叶山楂饮	201
	莲藕百合茶	203
	薄荷鲜果茶	211

清热去火菜谱速查表

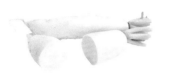

白萝卜

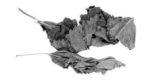

桑叶

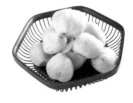

百合

类型	名称	页码	类型	名称	页码
	柠檬葡萄汁	34		生菜豆浆	67
	苹果香蕉汁	45		山药青黄豆浆	77
	柠檬茭白汁	59		银耳百合香蕉豆浆	109
	番茄西瓜汁	69		苹果柠檬豆浆	120
	莲藕柠檬苹果汁	71		绿豆百合豆浆	129
	马齿苋荠菜汁	81		红豆紫米豆浆	131
	哈密瓜黄瓜荸荠汁	83		红薯豆浆	147
	番石榴莴笋汁	88	豆浆	绿豆豆浆	148
	西瓜番茄汁	101		金银花豆浆	152
	梨柚子蜂蜜汁	103		杏仁榛子豆浆	157
蔬果汁	枇杷苹果胡萝卜汁	105		杏仁槐花豆浆	168
	西柚萝卜汁	107		蓝莓李子酸奶汁	122
	西瓜香蕉汁	109		百合薏米汁	127
	猕猴桃柳橙汁	111		石斛黄连牛奶饮	149
	草莓苹果汁	113		玫瑰黄瓜燕麦豆浆	213
	柠檬柳橙汁	115		芝麻胡萝卜酸奶汁	217
	草莓橘子果汁	113		葡萄柚苦苣沙拉	35
	柠檬菠菜汁	115		凉拌冬瓜	55
	草莓葡萄汁	116		黄瓜拌粉丝	57
	胡萝卜山竹汁	118		芹菜拌香干	73
	香瓜柠檬芹菜汁	119		冰镇芦笋	75
	苹果石榴汁	123	凉菜	菠菜拌腐竹	79
	柚子萝卜蜜	219		番茄苦菊沙拉	92
	糙米山楂豆浆	38		胡萝卜卷心菜沙拉	95
豆浆	雪梨黑豆豆浆	42		西瓜沙拉球	101
	红小豆红枣豆浆	18		猕猴桃火龙果盏	121
	绿豆百合菊花豆浆	44		凉拌海带丝	136

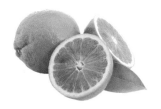

柑橘

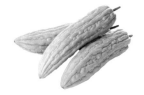

苦瓜

类型	名称	页码
	韭菜炒猪皮	18
	苦瓜炖蛤蜊	53
	枸杞炒丝瓜	37
	鸡蛋炒苦瓜	53
	茭白鸡肉丁	59
	上汤白萝卜	61
	泰山三美白菜豆腐汤	63
	清汤酿白菜	63
	西芹百合	65
	蒜蓉生菜	67
	番茄炒菜花	69
	芹菜炒肉片	73
	芦笋煸炒虾仁	75
	茄汁山药	77
热菜	鸡蛋炒菠菜	79
	清蒸春笋	89
	地三鲜	90
	肉丝拌茼蒿	85
	大蒜炒空心菜	87
	玉米炒空心菜	87
	蒜蓉蒸丝瓜	93
	蒜头煮苋菜	94
	豆豉鲮鱼油麦菜	96
	慈姑炒肉片	98
	红枣炖兔肉	135
	苁蓉海参鸽蛋	139
	清蒸螃蟹	140

类型	名称	页码
	牡蛎煎蛋	141
热菜	小白菜炖豆腐	145
	田七郁金炖乌鸡	187
	冬瓜薏米鸭	201
	沙参百合红枣汤	19
	白术茯苓田鸡汤	20
	冬瓜鸭肉汤	55
	杏仁萝卜鸭肉汤	61
	莲藕红枣排骨汤	71
	红枣荸荠汤	83
	茼蒿羹	85
	银耳木瓜雪蛤	91
	马齿苋杏仁瘦肉汤	97
	鸡丝莼菜羹	99
	冬瓜鸭腿汤	133
汤羹	芡实莲须鸭汤	133
	灵芝兔肉汤	135
	紫菜蛋花汤	137
	白果猪肚汤	143
	板蓝根丝瓜汤	152
	黄连冬瓜鱼片汤	158
	川贝母炖雪梨	164
	女贞子鸭汤	167
	生地木棉花瘦肉汤	169
	锁阳羊肉汤	191
	银耳百合羹	189
	豆豉鲫鱼汤	193

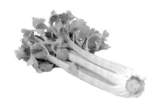

芹菜

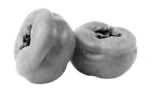

柿子

类型	名称	页码
汤羹	佛手瓜白芍瘦肉汤	199
	猪肚银耳花旗参汤	203
	桂圆山药红枣汤	205
	西瓜翠衣汤	209
	鲜藕西瓜汤	209
	冬瓜豆腐汤	211
	杏仁菜胆猪肺汤	215
	杏仁萝卜肉汤	217
	菊花桔梗雪梨汤	219
主食	薏米红豆茯苓粥	19
	山药糯米粥	21
	黄瓜粥	36
	白萝卜粥	39
	凉拌荞麦面	125
	荞麦蒸饺	125
	荠菜小米米糊	81
	猕猴桃米糊	111
	枇杷银耳粥	105
	豆腐薏米粥	127
	绿豆南瓜粥	129
	红豆玉米薏米粥	131
	海参蒸饺	139
	田螺芹菜粥	142
	首乌柏仁牛奶粥	149
	蒲公英粥	153
	天门冬粥	155
	大麦石斛粥	167

类型	名称	页码
主食	枸杞山药粥	166
	荷叶绿豆薏米粥	185
	南瓜薏米粥	195
	杏仁米糊	209
	绿豆玉米粥	215

生活轻图典，本本都经典！（全套14册）

精美高清的全彩图片，严谨科学的实用内容
精致紧凑的装帧设计，打造国内最具影响力的生活图文书品牌！

图解生活书第一品牌 全民养生生活的定义者和引导者

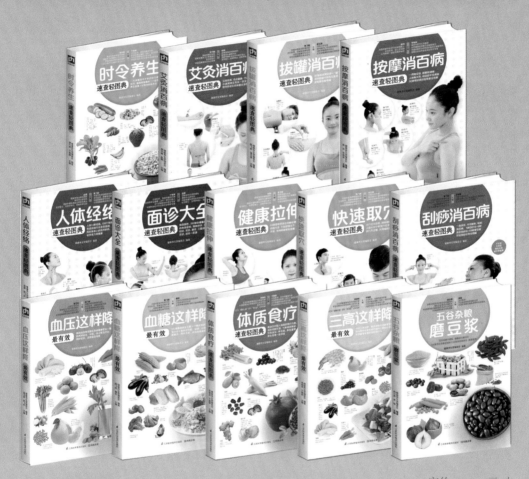

定价：35.00元/本

江苏科学技术出版社

◆ 人体经络速查轻图典　　◆ 快速取穴速查轻图典　　◆ 三高这样降最有效
◆ 艾灸消百病速查轻典图　◆ 五谷杂粮磨豆浆　　　　◆ 面诊大全速查轻图典
◆ 血糖这样降最有效　　　◆ 按摩消百病速查轻图典　◆ 时令养生速查轻图典
◆ 刮痧消百病速查轻典图　◆ 健康拉伸速查轻图典　　◆ 体质食疗速查轻图典
◆ 血压这样降最有效　　　◆ 拔罐消百病速查轻图典

含章·名医话健康系列（全套10册）

全国27位名院名医联手打造，求医找名医

中国居民养生第一超图典,一书抵上一百个专家号

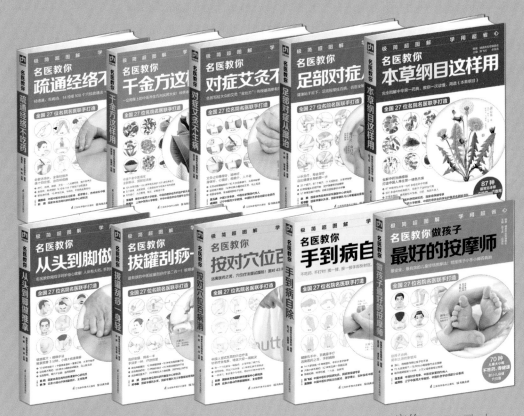

定价：45.00元/本

江苏科学技术出版社

◆ 名医教你本草纲目这样用
◆ 名医教你手到病自除
◆ 名医教你千金方这样用
◆ 名医教你做孩子最好的按摩师
◆ 名医教你对症艾灸不生病

◆ 名医教你从头到脚做推拿
◆ 名医教你按对穴位百病消
◆ 名医教你足部对症从跟治
◆ 名医教你拔罐刮痧一身轻
◆ 名医教你疏通经络不吃药